Dr. med. Marco Weller

TINNITUS

Das Selbsthilfeprogramm bei quälenden Ohrgeräuschen

Weniger Leidensdruck – mehr Lebensfreude

humboldt

VORWORT

Liebe Leserin, lieber Leser,

Piepen, Brummen, Rauschen, Summen – ein Geräusch im Ohr ohne offensichtlich erkennbare Ursache ist keine Seltenheit. Falls Sie persönlich betroffen sein sollten, sind Sie also nicht allein. Zumindest für kurze Zeit – damit meine ich Sekunden bis Stunden – erleben demnach viele Menschen einen Tinnitus, z. B. nach einem Konzertbesuch, im Rahmen einer Mittelohrentzündung oder in Phasen starker Stressbelastung.

Knapp 20 Millionen Menschen in Deutschland haben schon einmal einen Tinnitus wahrgenommen. Erst, wenn der Tinnitus länger als ein bis zwei Tage anhält, sollten Sie sich aber näher mit diesem Phänomen auseinandersetzen.

Wenn Sie erst seit kürzerer Zeit an Ohrgeräuschen leiden, kann Sie dieses Buch unterstützen, die Zusammenhänge besser zu verstehen, die möglicherweise zu Ihrem Tinnitus geführt haben. Gezielt informiert können Sie die richtigen Schritte unternehmen, um zu verhindern, dass das Ohrgeräusch womöglich zum dauerhaften und lästigen Begleiter wird.

Vielleicht haben Sie aber bereits länger mit einem Tinnitus zu tun, womöglich auch verschiedene Therapien hinter sich und dennoch keine Besserung erfahren. In dem Fall können Sie mithilfe dieses Ratgebers besser einordnen, wo Sie aktuell stehen und was Sie selber dazu beitragen können, um mit Ihrem Tinnitus einen anderen Umgang zu finden, der im Alltagsleben Erleichterung verschafft.

Wie ausgeprägt auch Ihr Ohrgeräusch sein mag: Es gibt keinen Grund, zu verzweifeln. Wenn es auch keine Behandlung gibt, die den Tinnitus einfach so beseitigen kann, wie ein Schmerzmittel beispielsweise Kopfschmerzen: Es gibt dennoch eine Menge, was Sie selbst für sich tun können, um Ihren Leidensdruck zu reduzieren, mit dem Tinnitus im Alltag besser zurechtzukommen und den Tinnitus weniger intensiv wahrzunehmen.

Indem Sie sich mit Ihren Fragen zum Tinnitus gezielt beschäftigen, erweitern Sie automatisch Ihr Wissen, und: Wissen ist Macht und kann Sie aus dem Gefühl der Ohnmacht herausholen.

Schon alleine dadurch kann das Selbstbewusstsein steigen, weil Sie beginnen, eine aktive Rolle statt einer Opferrolle hinsichtlich der Krankheitsbewältigung einzunehmen. Praktische Selbsthilfe kann so zum Therapieerfolg beitragen.

Wenn Sie Ihr eigener Therapeut werden wollen, erfordert dies eine Auseinandersetzung mit dem Tinnitus, aber auch mit sich selbst. Dabei können krisenhafte Ereignisse sogar als Chance begriffen werden und die nötige Energie und Bereitschaft geben, alte Denkmuster und Verhaltensweisen aufzubrechen. Mit diesem Ratgeber möchte ich Sie dabei unterstützen und zu neuen Perspektiven und lohnenden Veränderungen einladen. Viele gute Momente und Erfolg beim Einlassen darauf – auf sich selbst und neue Wege in der Tinnitusbewältigung – wünscht Ihnen

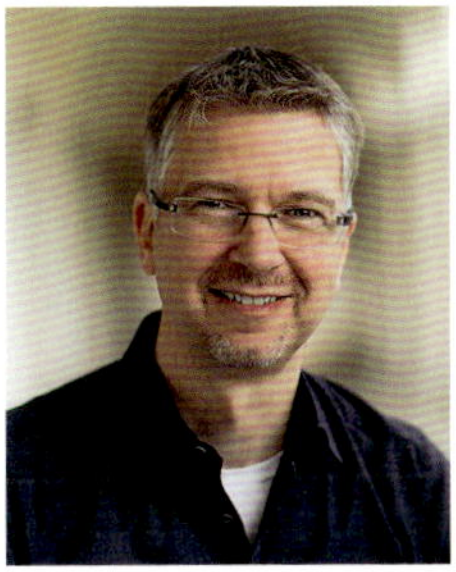

Ihr

Eine Übung zum Einstieg

In welcher Stimmung befinden Sie sich gerade? Sind Sie entspannt und aufnahmefähig? Oder sind Sie vielleicht gerade erst nach einem anstrengenden Tag nach Hause gekommen und sind müde und erschöpft?

Damit Sie direkt zum Start der Lektüre einen Eindruck davon bekommen können, dass Sie selbst auch mit einfachen Mitteln Ihre Stimmung, Anspannung und Aufmerksamkeit beeinflussen können, möchte ich Sie bitten, folgende Übung durchzuführen:

Beobachten Sie bitte Ihre Atmung. Ist sie regelmäßig? Wie lang sind die Phasen des Ein- und Ausatmens? Wie tief ist Ihre Atmung? Atmen Sie mehr in den Brustkorb oder in den Bauch?

Jetzt versuchen Sie Ihren Atem so zu steuern, dass Sie

- für ungefähr vier Sekunden tief in den Bauch und dann in den Brustkorb einatmen
- und dann langsam für sechs Sekunden wieder ausatmen.

Behalten Sie diese Art der Atmung für mehrere Minuten bei und spüren Sie dann, ob sich Ihr Anspannungsniveau verändert hat und wie Sie sich in diesem Moment fühlen.

Der beruhigende Mechanismus unserer Atmung erklärt sich so:
Bei der Einatmung wird der aktivierende Teil des vom Willen unabhängigen (autonomen) Nervensystems – der sogenannte Sympathikus – angesprochen, bei der Ausatmung der beruhigende Teil – der Parasympathikus. Durch eine verstärkte Stimulation der für die Ruhevorgänge zuständigen Anteile kommt es auch zu beruhigenden Einflüssen auf verschiedene Körperfunktionen. So kann die Herzfrequenz sinken und auch der Blutdruck. Verändern sich Spannungszustände im Körper, profitiert davon auch Ihr Tinnitus.

Bestenfalls sind Sie jetzt in einer guten, konzentrierteren und ruhigeren Verfassung – alleine durch diese einfache Atemübung! Und es gibt noch eine Menge mehr, was Sie selbst für sich tun können ...

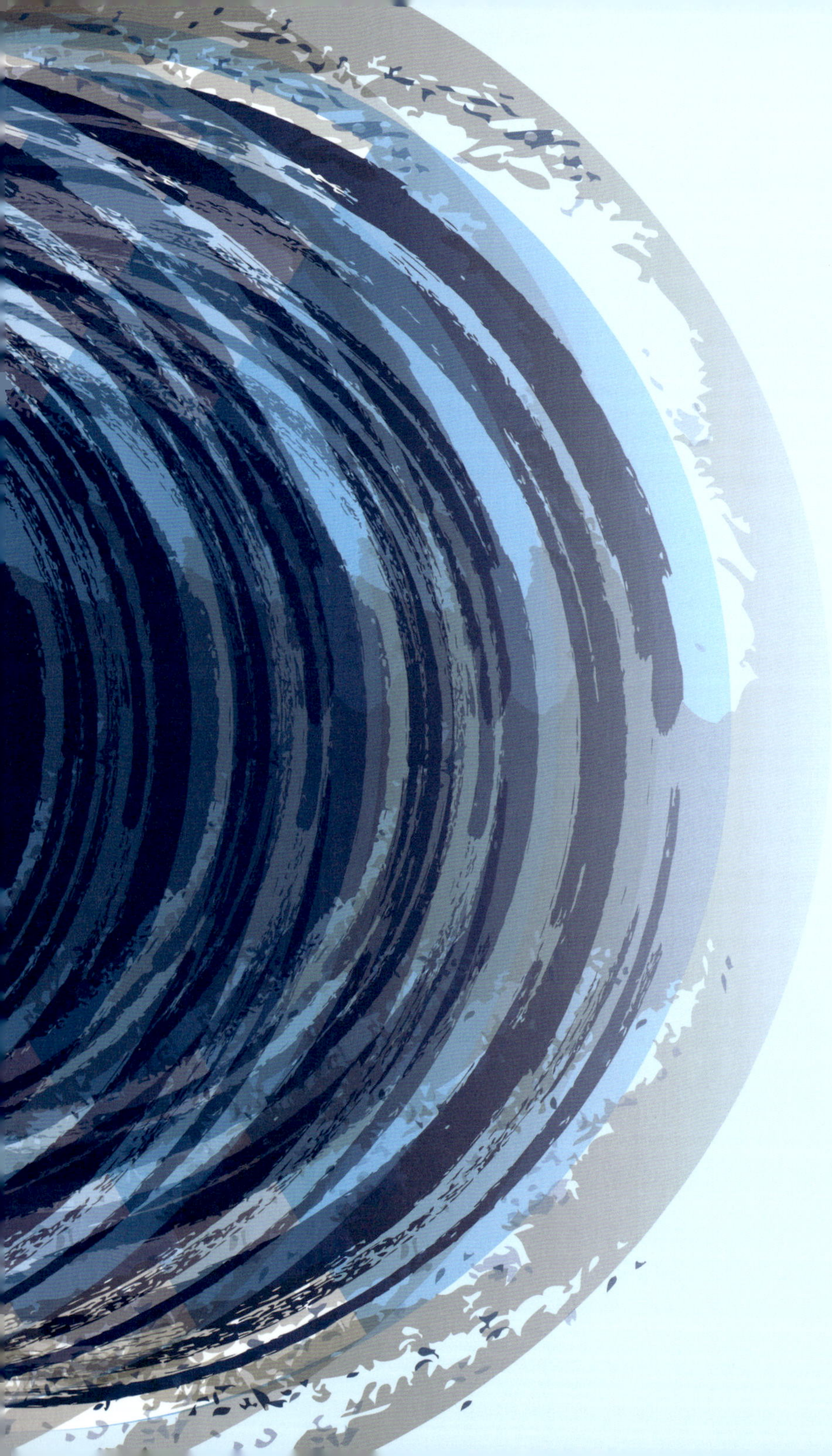

TINNITUS – DAS SOLLTEN SIE WISSEN

Wenn wir verstehen, was uns Angst macht, verliert eine vermeintliche Bedrohung häufig ihren Schrecken – auch beim Tinnitus. Vielleicht lassen sich sogar positive Ansätze erkennen, mit deren Hilfe ein besserer Umgang mit dem Ohrgeräusch gelingt. In diesem Kapitel möchte ich mit Ihnen zunächst einen Blick auf den aktuellen wissenschaftlichen Kenntnisstand hinsichtlich der Ursachen und Diagnostik werfen.

Was ist Tinnitus?

Wenn nach einer Studie der Deutschen Tinnitus-Liga hochgerechnet circa zehn Millionen Deutsche über längere Zeit einen Tinnitus haben, wird klar, dass es sich bei diesem Phänomen nicht um eine Seltenheit handelt. In über 80 Prozent der Fälle findet sich auch eine Hörminderung. Trotz der offensichtlichen ausgeprägten gesellschaftlichen Verbreitung des Phänomens Tinnitus wissen viele Betroffene noch immer nicht genau, was ein Tinnitus überhaupt ist.

Von falschen Vorstellungen und Befürchtungen

Was also ist nun der Tinnitus? Nach meinen Erfahrungen gibt es viele falsche Vorstellungen und Befürchtungen zum Thema. Sie sind zum Teil sogar recht festgefahren und schwierig aufzulösen, obwohl sie nicht zutreffend sind. Dies kann beispielsweise die Ursachen des Tinnitus betreffen, von denen einige Patienten annehmen, dass sie untrennbar mit Problemen der Halswirbelsäule zusammenhängen, obwohl eine schwerwiegende Hörstörung vorliegt. Wieder andere Betroffene erwarten, dass es Therapien gibt, die einen chronischen Tinnitus ein für alle Male beseitigen.

Ich möchte Ihnen bereits an dieser frühen Stelle wichtige Botschaften mit auf den Weg geben, deren Verständnis Sie durch das Lesen der entsprechenden Textstellen, auf die ich Sie verweise, vertiefen können. Was ist also Tinnitus?

TINNITUS IST…	TINNITUS IST NICHT…
… eine subjektive Geräuschwahrnehmung ohne Schallquelle von außen (Ausnahme objektiver Tinnitus)	**… für andere hörbar oder objektiv messbar** (Ausnahme der extrem seltene objektive Tinnitus)
→ Siehe „Subjektiver/objektivierbarer Tinnitus" (S. 21) und „Kann ich meinen Tinnitus messen lassen?" (S. 46)	
… ein Symptom für eine Hörminderung oder eine veränderte Aktivität innerhalb der Hörverarbeitung	**… eine Krankheit.** Ein Tinnitus kann z.B. situativ bei völlig gesunden Menschen auftreten und ist in seiner Ausprägung sehr unterschiedlich, so wie sich auch der Umgang mit dem Phänomen von Mensch zu Mensch stark unterscheidet.
→ Siehe „Beachtung verstärkt die Geräusche" (S. 16)	
… in seiner Wahrnehmung abhängig von Aufmerksamkeitsprozessen wie z.B. Ängsten, Ablenkung usw.	**… eine Einbildung.** Das Geräusch entspricht einer tatsächlichen Aktivität der Hörverarbeitung.
→ Siehe „Erscheinungsformen des Tinnitus" (S. 19)	
… Folge einer Schwerhörigkeit bzw. vorübergehenden Hörminderung. Tinnitus kann Folge des Bestrebens der Hörverarbeitung sein, einen Hörverlust auszugleichen.	**… eine Ursache eines schlechteren Hörens und kein Vorbote eines Hörsturzes.**
Siehe „Schwerhörigkeit als Wegbereiter" (S. 24)	
… eine Herausforderung im Alltag. Die Wahrnehmung unterliegt Schwankungen mit besseren und schlechteren Tagen.	**… gefährlich oder ein Vorbote von Gefahr.** Tinnitus ist kein Zeichen für einen drohenden Herz- oder Hirninfarkt.
→ Siehe „Beachtung verstärkt die Geräusche" (S. 16)	
… unter Stresswahrnehmung mehr wahrnehmbar. Bei unmittelbarer Stressreaktion zeigen sich auch die Sinne – wie die Hörverarbeitung – aktiviert und ein Tinnitus kann verstärkt wahrgenommen werden.	**… eine Folge von Stress.** Das Erleben von Stress hat jedoch Einfluss auf die Wahrnehmung des Tinnitus.
→ Siehe „Tinnitusverarbeitung im Gehirn: Stress und Tinnitus" (S. 16)	
… häufiger beeinflussbar durch Kopf- oder Kieferbewegungen.	**… ursächlich behandelbar durch eine Therapie der Halswirbelsäule** (zumindest und gerade nicht ein chronischer Tinnitus).
→ Siehe „Einfluss der Halswirbelsäule" (S. 27)	
… in gewisser Hinsicht vergleichbar dem Drehzahlmesser eines Autos. Der Tinnitus kann anzeigen, dass es sinnvoll ist, den Umgang mit sich und seinem Körper zu verändern, auf Pausen zu achten und vermehrt achtsamer mit sich umzugehen.	**… vergleichbar dem Blinken der Motorkontrollleuchte im Auto.** Der Tinnitus kündigt keine unmittelbare Gefahr an. Wie beim Auto sollten Sie sich aber nicht ständig im oberen Drehzahlbereich bewegen.
→ Siehe „Tinnitusverarbeitung im Gehirn: Stress und Tinnitus" (S. 32)	

Tinnitus hat viele Gesichter

Vielleicht haben Sie über eine längere Zeit ein Geräusch wahrgenommen, von dem Sie dachten, dass es von außen kommt. Dann haben Sie festgestellt, dass nur Sie dieses Geräusch hören können.

Ein Tinnitus kann in ganz unterschiedlichen Ausprägungsformen auftreten.

Ein Tinnitus kann in ganz unterschiedlichen Ausprägungsformen auftreten. Die Art des Geräusches kann ein Brummen, Piepen, Pfeifen, Rauschen, Pulsieren oder etwas anderes sein, auch Mischformen sind möglich. Dabei kann es sich um ein einseitiges Geräusch handeln oder beide Seiten können betroffen sein oder das Geräusch lässt sich keiner Seite zuordnen. In all diesen Fällen handelt es sich um einen Tinnitus.

Dann kann Tinnitus auftreten

Tinnitus ist jedoch keine Krankheit, sondern ein Symptom, also das Merkmal für eine Krankheit oder eine Störung. Dieses kann auch situativ bei ansonsten völlig gesunden Menschen auftreten und ist dabei in seiner Ausprägung sehr unterschiedlich. Auch der Umgang mit dem Phänomen Tinnitus unterscheidet sich von Mensch zu Mensch.

Typische Situationen und Erkrankungen, bei denen ein Tinnitus erstmalig akut auftreten kann, sind beispielsweise:

- **Hörsturz:** akuter Hörverlust ohne erkennbare Ursache
- **Mittelohrerkrankungen:** z. B. ein sogenannter Paukenerguss mit Flüssigkeit im Mittelohr (Paukenhöhle) oder eine Mittelohrentzündung, jeweils einhergehend mit schlechterem Hören aufgrund schlechterer Schallübertragung auf das Innenohr
- **Knalltrauma:** Verschlechterung des Hörvermögens bei Belastung durch ein plötzliches intensives, kurzes Schallereignis, z. B. beim Auslösen von Airbags, Zünden von Feuerwerkskörpern
- **Akute Lärmschwerhörigkeit:** akute Belastung des Ohres durch Schallereignisse mit hohem Schalldruckpegel unterschiedli-

cher Dauer mit meist vorübergehender Verschlechterung des Hörvermögens (z. B. Besuch einer lauten Musikveranstaltung, Lärm durch Werkzeuge)

- **Innenohrschädigung durch ein Trauma,** z. B. durch einen Unfall, mit Verletzung des Kopfes und Verschlechterung der Hörleistung (auch nach einem Tauchunfall)
- direkt nach einer **zahnärztlichen oder kieferchirurgischen Behandlung**
- bei einem sogenannten **Morbus Menière.** Der Morbus Menière stellt eine anfallsartige Innenohrerkrankung dar, die mit Schwindelattacken, kurzzeitiger Hörminderung im Tieftonbereich und einem Tinnitus einhergeht. Im weiteren Verlauf sind auch eine dauerhafte fortschreitende Hörminderung und ein dauerhafter Tinnitus möglich, ebenso dauerhafte Funktionsstörungen des Gleichgewichts der betroffenen Seite.

Der Begriff Tinnitus leitet sich ab von dem lateinischen Wort tinnire = klingeln.

Woher kommt der Tinnitus?

Ich weiß natürlich nicht, welche Erfahrungen Sie bereits mit dem Thema Tinnitus gemacht haben und welche Informationen Ihnen bisher vermittelt worden sind. Um aber eine gute Basis für das Verständnis des Tinnitusphänomens zu schaffen und damit auch für den praktischen Nutzen entsprechender therapeutischer Ansätze und zusätzlicher Maßnahmen, möchte ich Sie mit einigen grundsätzlichen Informationen versorgen. Das eine oder andere werden Sie bereits wissen. Mit den Informationen in diesem Buch erkennen Sie aber vielleicht auch neue Zusammenhänge, um Ihren Tinnitus besser zu verstehen.

Eine Störung in der Hörbahn

Ein Tinnitus ist ein Phänomen der Hörwahrnehmung. In den meisten Fällen kann er als Folge von Vorgängen in der Hörverarbeitung aufgefasst werden, die darauf ausgerichet sind, einen Hörverlust auszugleichen. Damit besser nachvollziehbar wird, welche Faktoren bei der Tinnitusentstehung von Bedeutung sind, ist es zunächst wichtig, grundsätzliche Prinzipien des Hörens zu verstehen.

Führen wir uns dazu vor Augen, wie der Hörvorgang normalerweise abläuft: Der Schall trifft auf die äußere Ohrmuschel, gelangt dann in den Gehörgang und trifft auf die Fläche des Trommelfells, das den Gehörgang vom ebenfalls luftgefüllten Mittelohr trennt.

Das Trommelfell gibt dann die Schallenergie an die Gehörknöchelchenkette weiter, die aus dem sogenannten Hammer, dem Amboss und dem Steigbügel besteht. Vom Steigbügel wird der Schall nun auf die Hörschnecke übertragen, die zusammen mit dem Gleichgewichtsorgan unser Innenohr bildet.

Die Anatomie des menschlichen Ohres

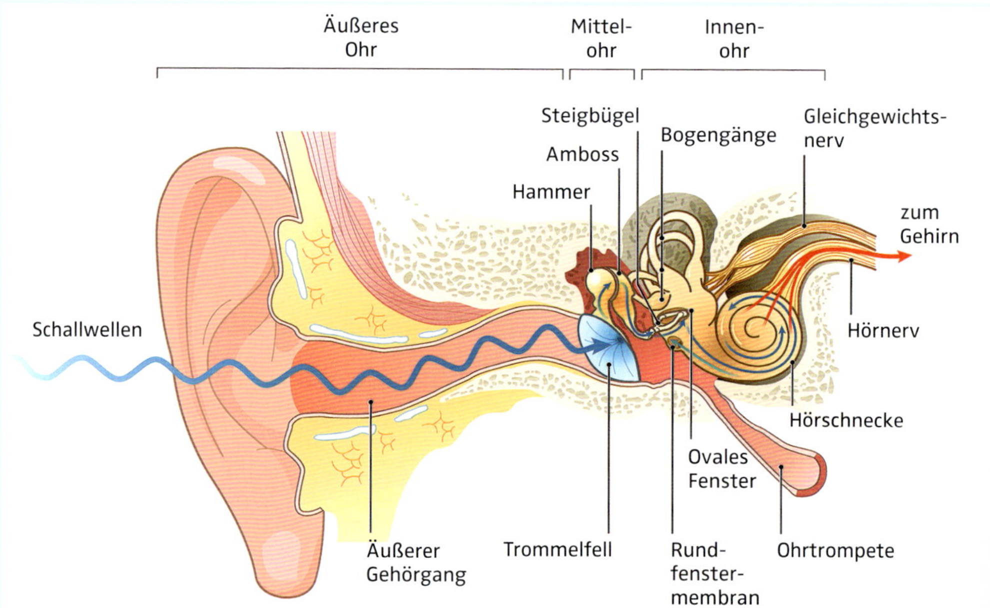

In der Hörschnecke findet sich ein schneckenförmig aufgerollter Gang (der Schneckengang) mit zweieinhalb Windungen. In diesem Gang gibt es drei parallel verlaufende, flüssigkeitsgefüllte Schläuche, die ebenfalls die Windungen vollziehen.

Im mittleren dieser Gänge finden sich die Sinneszellen unseres Hörorgans, die Haarzellen, die nach den haarartigen Ausläufern an ihrer Oberfläche benannt sind. Man unterscheidet die äußeren (Anzahl circa 12.000 Stück) und die inneren Haarzellen (Anzahl circa 3500 Stück).

Die äußeren Haarzellen haben vor allem die Aufgabe, die Welle der Schallenergie in der Hörschnecke aktiv zu verstärken oder gegebenenfalls auch zu dämpfen. Auf diese Weise kann diese Druckschwankung in der Hörschnecke, die sogenannte Wanderwelle, die inneren Haarzellen in den für die einzelnen Frequenzen jeweils besonders empfindlichen Arealen zur Aktivität anregen. Für die hohen Töne liegen diese im Bereich der Basis der Hörschnecke, für die tiefen Töne im Bereich der Schneckenspitze.

In den inneren Haarzellen wird die mechanische Energie in elektrische Impulse umgewandelt. Diese werden über bestimmte Schaltstellen an unseren Hörnerven weitergeleitet. Und ab hier beginnt der zentrale, dem Gehirn zugeordnete Teil der Hörverarbeitung.

Es gibt im weiteren Verlauf unserer Hörverarbeitung verschiedene Schaltstellen im Bereich des Hirnstammes, über die auch die beiden Seiten der Hörbahn miteinander in Verbindung stehen. Dies ist auch für das räumliche Hörvermögen von großer Bedeutung.

In den Schläfenlappen des Großhirns finden sich dann die Hörzentren, in denen die Weiterverarbeitung der zugeleiteten Informationen stattfindet. Das bewusste Wahrnehmen des Gehörten spielt sich dann in der Großhirnrinde ab. Sie sehen: Alles, was wir hören, hat zuvor eine lange Reise durch das Ohr bis in unser Gehirn hinter sich.

Auslöser von Tinnitus ist häufig ein Defekt, beispielsweise zerstörte Haarzellen im Innenohr

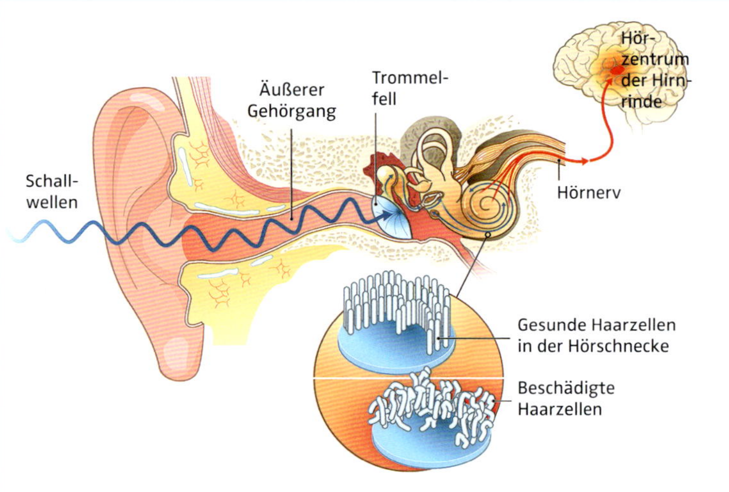

Ein Tinnitus kann entstehen, wenn es an irgendeiner Stelle der Hörbahn zu einer Störung kommt.

Ein Tinnitus kann dann entstehen, wenn es an irgendeiner Stelle der Hörbahn zu einer Störung kommt. Dies kann eine Störung im Mittelohr oder eine Funktionsstörung im Bereich des Innenohres in der Hörschnecke sein. Letztere tritt am häufigsten auf. Aber auch Probleme im Bereich des Hörnervs oder kombinierte Störungen, bei denen sowohl die Schallübertragung als auch die Schallempfindung beeinträchtigt ist, können zur Wahrnehmung eines Tinnitus führen.

Beachtung verstärkt die Geräusche

An dieser Stelle sei betont, dass der Tinnitus an sich noch keine Therapiebedürftigkeit begründet. Ganz entscheidend ist der persönliche Leidensdruck der Betroffenen. Ein großer Teil kommt mit dem Tinnitus gut zurecht. Wird der Tinnitus durch Gewöhnungsprozesse als weniger störend wahrgenommen, wird er in der Medizin auch als kompensierter Tinnitus bezeichnet.

Phasenweise kann auch ein kompensierter Tinnitus unter Umständen intensiver wahrgenommen werden, aber der Leidensdruck ist dennoch gering bis nicht vorhanden. Doch auch in diesen skizzierten Fällen gab es zu Beginn des Ohrgeräuschs oft eine anfängliche Beobachtungsphase, in der es zu einer bewussten wie unbewussten Beschäftigung mit dem Tinnitus kam.

Dies ist auf eine natürliche Funktionsweise unseres Gehirns zurückzuführen, das Informationen über sich ändernde Situationen und Bedingungen sammelt, um dann daraus Vorhersagen abzuleiten und sich gegebenenfalls anzupassen. Dabei werden Dinge, die sich nicht, nur sehr wenig oder sehr langsam verändern, kaum bewusst wahrgenommen. Rasche Änderungen und ungewöhnliche Wahrnehmungen rücken dagegen in das Zentrum auch unserer bewussten Aufmerksamkeit.

Ein Tinnitus passt sehr häufig in dieses Schema der nicht gewöhnlichen Sinneseindrücke. Es handelt sich also meistens nicht um ein Geräusch, das unsere Mustererkennung als natürlich einordnet nach dem Motto: „Das kenne ich, das ist ungefährlich." Oft hat es den Anschein, dass das Geräusch aus der Umwelt kommt, es kann jedoch keine entsprechende Schallquelle zugeordnet werden. Das entspricht nicht unseren Alltagserfahrungen.

Ob ein Tinnitus stärker wird, hat auch mit der ihm zuteilwerdenden Aufmerksamkeit zu tun.

Und genau an dieser Stelle beginnt für viele Patienten eine sogenannte Hinwendungsreaktion: Ich erlebe immer mal wieder, dass meine Patienten in der Anfangsphase ihres Tinnitus über längere Zeit nach solch einer Schallquelle gesucht haben. Irgendwo musste doch das Geräusch, das sie immer wieder wahrgenommen hatten, herkommen.

Wie so oft im Leben, spielt auch beim Tinnitus die individuelle Bewertung von Phänomenen oder Ereignissen eine entscheidende Rolle dabei, ob sie als belastend empfunden werden oder nicht.

Ist ein Phänomen negativ besetzt, kommt es zu entsprechenden Hinwendungsreaktionen. Das heißt, die Toleranz oder Gewöhnung gegenüber dem Tinnitus nimmt ab beziehungsweise sie entwickelt sich erst gar nicht. Damit beginnt häufig ein Teufelskreis: Wenn der Tinnitus in den Vordergrund der Aufmerksamkeit tritt, kann dies den Lebensalltag stark stören und prägen.

Falsche Vorstellungen oder Informationen zum Thema Tinnitus sind zudem bei den Betroffenen oft stark emotional aufgeladen und können zunehmend Ängste hervorrufen. Erschwerend kommt hinzu: Je mehr wir uns einem Geräusch hinwenden, desto deutlicher nehmen wir es wahr.

Auch Angst ist in unserem Gehirn verbunden mit erhöhter Wachsamkeit und der Fokussierung auf Reize in Verbindung mit einer möglichen Bedrohung. Unsere Wahrnehmungsschwellen werden herabgesetzt, man könnte es auch so beschreiben: Wir werden hellhöriger.

Der Versuch, den Tinnitus zu beseitigen oder ihm zu entfliehen, kann hingegen nicht gelingen und führt höchstens zu weiteren Erfahrungen von Frustration und Hilflosigkeit. Diese wiederum lassen jegliche neue oder auch veränderte Wahrnehmung des Tinnitus immer bedrohlicher erscheinen.

Es gibt Parallelen zwischen Mechanismen der Tinnituswahrnehmung und der Schmerzverarbeitung.

Der individuelle Leidensdruck der einzelnen Tinnituspatienten wird mit der Mitaktivierung von Netzwerkstrukturen im Gehirn in Verbindung gebracht, die auch bei Schmerzsyndromen eine Rolle spielen wie auch bei Beschwerdebildern, für die keine eindeutige organische Ursache gefunden werden kann. Interessanterweise erleben tatsächlich viele Patienten, die mit ihrem Tinnitus schlecht zurechtkommen, auch Schmerzen. Wer gut mit dem Tinnitus leben kann, hat dagegen eher weniger Probleme mit chronischen Schmerzzuständen.

Der Tinnitus kann in den Hintergrund geraten

Wie sieht die Situation bei Ihnen aus? Welchen Umgang mit dem Tinnitus haben Sie bislang gefunden? Sollten Sie zu den Betroffenen gehören, die einen stärkeren Leidensdruck entwickelt haben, bei denen es aus verschiedenen Gründen bisher nicht zu einer

Gewöhnung an den Tinnitus gekommen ist, so brauchen Sie an dieser Stelle jedoch nicht zu verzweifeln.

Der entscheidende Punkt ist, dass die Lern- und Bewertungsprozesse, die den Tinnitus so stark in den Vordergrund gebracht haben, keine Einbahnstraße sind. Es gibt auch wieder einen Weg zurück! So wie das Hören an sich erst gelernt werden musste, so kann auch zu späteren Zeitpunkten durch Übungs- und Lernvorgänge eine bessere Gewöhnung an bestimmte Phänomene der Hörverarbeitung – sei es ein Tinnitus oder eine Geräuschüberempfindlichkeit – erreicht werden. Ab Seite 92 stelle ich Ihnen Übungen vor, die Sie in diesem Zusammenhang unterstützen können.

Wenn es auch natürlich wünschenswert ist, dass es vielleicht gar nicht erst zu einer dauerhaften Wahrnehmung des Tinnitus im Sinne einer sogenannten Chronifizierung kommt, so besteht also auch für jemanden, der schon Jahre an einem Tinnitus leidet und dessen Leidensdruck im Laufe der Zeit sogar noch zugenommen hat, die Möglichkeit, diese Entwicklung in eine andere Richtung zu lenken oder zumindest zu einer friedlichen Koexistenz mit dem eigenen Tinnitus zu kommen.

> Lern- und Bewertungsprozesse, die einen Tinnitus stark in den Fokus gerückt haben, sind keine Einbahnstraße.

Erscheinungsformen des Tinnitus

Akuter und chronischer Tinnitus

Es wird grundsätzlich unterschieden zwischen einem akuten Tinnitus – welcher erstmalig aufgetreten ist und spontan oder im Rahmen entsprechender Therapie wieder verschwindet – und einem chronischen Tinnitus, der länger als drei Monate andauert. Selbstverständlich sind die Übergänge fließend. Die Definition der Zeitfenster soll jedoch zeigen, dass irgendwann das Phänomen mit gewissen Unterschieden zu betrachten ist.

Inwieweit ein Tinnitus bleibt und chronisch wird oder ob das Gehirn ihn ausblenden kann, hängt von vielfältigen Prozessen und Bewertungsvorgängen in eng miteinander verwobenen Bereichen des Gehirns ab. Man spricht in diesem Zusammenhang auch von den Netzwerken der Nervenzellen. Hier entscheidet sich, ob eine Gewöhnung an die Geräuschwahrnehmung stattfindet und diese toleriert wird oder sich die Aufmerksamkeit sogar stärker dem Tinnitus zuwendet.

Die im Alltag am häufigsten erlebte Gewöhnung an einen Sinneseindruck kennen wir auch vom Riechen. Die bewusste Wahrnehmung der verschiedenen Gerüche verliert sich oft rasch im Vergleich zur erstmaligen Einordnung der Gerüche. Beispiel: Eine typische Situation wäre, wenn eine Person in einen Raum neu hinzukommt und sich über die dort herrschende „schlechte Luft" beklagt. Den Anwesenden ist dies durch ihren bereits längeren Aufenthalt im Raum nicht mehr aufgefallen.

Andersherum nehmen die Anwesenden womöglich intensiv den neu hinzukommenden Duft beziehungsweise das Parfüm der Person wahr, die den Raum neu betritt, die ihrerseits selbst das am Morgen aufgetragene Parfüm gar nicht mehr wahrnimmt.

Ähnlich können beim Hören eher gleichförmige Höreindrücke, die keinen besonderen Informationswert haben, meist zügig ausgeblendet werden, sodass sie nicht mehr wahrgenommen werden. Bei den meisten Menschen wird dies auch beim Tinnitus so sein. Er wird praktisch nicht registriert. Generell lässt sich sagen, dass die meisten Sinneseindrücke, die wir wahrnehmen können, nicht bewusst im Gehirn verarbeitet werden, sondern nur ein verschwindend geringer Anteil.

Über die Augen werden die meisten Informationen generiert, über die Ohren deutlich weniger. Der Organismus schützt sich gewissermaßen davor, in eine Überforderung zu geraten, da aufgrund der natürlichen Kapazitäten nur ein Teil der Informationen auf bewusste Art verarbeitet werden kann.

Durch ungünstige Bewertungs- und Lernvorgänge kann jedoch unter Umständen eine Gewöhnung verhindert werden, und hier beginnt das Problem: Durch die Verstärkung der negativen Reaktion mit einer bewussten oder unbewussten Konzentration auf das störende Geräusch bleibt der Tinnitus wahrnehmbar und kann damit zur Belastung werden.

Subjektiver Tinnitus

In aller Regel wird es sich bei den Ohrgeräuschen um einen subjektiven Tinnitus handeln, der nur von den Betroffenen selbst wahrgenommen werden kann und nicht für Außenstehende oder Untersucher wahrnehmbar ist. Gleichwohl ist das Ohrgeräusch als Sinneswahrnehmung im Sinne einer Aktivierung der Nervenzellen in der Hörverarbeitung real und nicht etwa eingebildet.

> In den überwiegenden Fällen wird es sich bei den Ohrgeräuschen um einen subjektiven Tinnitus handeln, der nur von den Betroffenen selbst wahrgenommen werden kann.

Objektivierbarer Tinnitus

Ausgesprochen selten (nur ein Fall von 10.000) findet sich ein objektivierbarer Tinnitus, der auch von außen hörbar ist.

Prinzipiell sind viele Geräusche unserer Körperfunktionen wahrnehmbar, die aber zum einen sehr leise sind und ferner als natürlich eingeordnet beziehungsweise meist nicht bewusst wahrgenommen werden. Denken Sie nur an Ihren Darm oder Bauchgeräusche, wenn Sie Hunger haben. Bei Aufregung können wir unter Umständen auch unseren Herzschlag deutlich wahrnehmen, aber dieses Phänomen dann auch entsprechend zuordnen.

Handelt es sich aber um Geräusche, die nicht eingeordnet werden können, sind diese mitunter im Sinne eines objektiven Tinnitus auch für andere wahrnehmbar. So können beispielsweise turbulente Strömungen in kopfnahen Blutgefäßen als pulsierendes Ohrgeräusch gehört werden. Ähnliches gilt für Gefäßveränderungen im Bereich des Mittelohres und wurde in wissenschaftlichen Untersuchungen auch für Gefäßschlingen im Bereich des Hörnervs beschrieben.

Um solche Phänomene abzuklären, sollte eine entsprechende Diagnostik mit klinischer Untersuchung, bildgebenden Verfahren wie Ultraschall der Gefäße im Hals- und Kopfbereich sowie gegebenenfalls weiterführender Bildgebungsverfahren mit Gefäßdarstellung erfolgen. Dies um sicherzustellen, dass es sich um harmlose Ursachen handelt. In circa 25 bis 30 Prozent der Fälle wird eine entsprechende Ursache nicht zu ermitteln sein.

Zuckungen im Bereich der Gaumenmuskulatur mit Auswirkungen auf die Öffnung der Ohrtrompete oder krampfartige Zuckungen der Mittelohrmuskeln können andere Ursachen eines objektivierbaren Tinnitus darstellen. Diese Phänomene sind prinzipiell harmlos, können aber trotzdem stören – besonders dann, wenn sie nicht entsprechend eingeordnet werden können.

Wie Tinnitus entstehen kann

Ein wichtiger Aspekt zur Bewältigung Ihres Tinnitus ist ein Verständnis zugrunde liegender Zusammenhänge und Mechanismen, um daraus ein geeignetes Krankheitsmodell zu entwickeln, welches die individuellen Besonderheiten berücksichtigt. Kenne ich genau, was mir Angst macht, verliert die vermeintliche Bedrohung häufig ihren Schrecken, vielleicht kann ich sogar positive Gesichtspunkte erkennen. Also möchte ich mit Ihnen einen Blick darauf werfen, wie sich der aktuelle Kenntnisstand der Wissenschaft in Hinsicht auf den Tinnitus darstellt.

Tinnitus wird im Allgemeinen als Symptom einer gestörten Hörwahrnehmung begriffen. Damit stellt sich die Frage, welcher Umstand zu dieser Symptombildung geführt hat und was dieses Symptom aufrechterhält. Die Ursache kann wie beschrieben an unterschiedlicher Stelle der Hörbahn liegen. So kann auch der Tinnitus mit Beseitigung der Störung innerhalb der Hörbahn häufig wieder nach kurzer Zeit verschwinden.

In den meisten Fällen liegt die zuerst auftretende Störung auf Ebene der Hörschnecke und damit in unserem eigentlichen Hörorgan, wo ankommender Schall in Nervenimpulse übersetzt wird. Bei einer Störung in diesem Bereich sind meist auch ein schlechteres Hören und Verstehen nachweisbar.

Interessanterweise erleben nur etwa ein Drittel der Menschen mit einem Hörverlust auch einen Tinnitus. Es ist also offensichtlich nicht zwangsläufig so, dass Personen mit Schwerhörigkeiten einen Tinnitus entwickeln beziehungsweise diesen bewusst wahrnehmen.

Andererseits weist der deutlich überwiegende Teil der Tinnituspatienten einen messbaren Hörverlust auf. Nur circa 15 Prozent der Tinnitusbetroffenen haben in den Standardhörprüfungen einen normalen Hörtest. Es liegt also nahe, anzunehmen, dass Schwerhörigkeiten eine wichtige Ursache für die Entstehung eines Tinnitus sind. Dies wird wissenschaftlich schon länger als Tatsache akzeptiert.

Nur 15 Prozent der Tinnitusbetroffenen haben einen normalen Hörtest.

Neuere Untersuchungen legen ferner nahe, dass es jenseits der Auffälligkeiten in den Standardhörprüfungen auch noch sogenannte versteckte Hörverluste geben kann, die sich nur in spezielleren Hörmessungen zeigen.

Versteckte Hörverluste

Versteckte Hörverluste entstehen durch Störung bestimmter Schaltstellen (Synapsen), welche die Haarsinneszellen mit den Zellen des Hörnervs verbinden. Einfache akustische Signale können durch die noch funktionsfähigen Synapsen übertragen werden, komplexere Informationsmuster jedoch nur eingeschränkt. So kann es auch ohne offensichtlichen Hörverlust zu Störungen der Signalweiterleitung aus dem Innenohr ans Gehirn kommen.

Dies könnte eine Erklärung sein, warum bei einigen Tinnituspatienten in den normalen Hörprüfungen kein Hörverlust nachweisbar ist, vielleicht aber doch ein Problem in der Signalweiterleitung aus dem Ohr besteht, was wiederum Tinnitus bedingen kann.

Schwerhörigkeit als Wegbereiter

Vereinfacht gesagt ist unsere Hörverarbeitung auf einen regelmäßigen Informationsfluss ausgerichtet. Kommt es bei diesem Ablauf zu Störungen, kann dies zu Veränderungen in beteiligten Prozessen und gegebenenfalls zu einer veränderten Aktivität von Nervenzellen führen. Diese Aktivität kann dann als Tinnitus wahrgenommen werden.

Viele Patienten berichten, dass sie ihren Tinnitus erstmals im Zusammenhang mit einer Schwerhörigkeit erlebt haben. So kann es beispielsweise nach dem Besuch eines Clubs mit lauter Musik zu einem vorübergehenden schlechteren Hören gekommen sein. Das Pfeifen in den Ohren wurde oft erst am nächsten Morgen richtig wahrgenommen. Meist verschwindet es wieder, gelegentlich bleibt es aber auch dauerhaft bestehen.

Wissenschaftliche Erklärungen bei Schwerhörigkeit

Nervenzellen sind überaktiv

Fehlverarbeitungen in der Hörbahn können zur Wahrnehmung eines Tinnitus führen.

Ein klassischer Erklärungsansatz für den Zusammenhang zwischen Schwerhörigkeit und Tinnitus ist, dass die Aktivität von Nervenzellen zu einer Hemmung anderer umliegender Nervenzellen führt. Dadurch bildet sich die Aktivität einzelner Nervenzellen schärfer in der Wahrnehmung ab, wie bei einem Foto verstärkt sich quasi der Kontrast. Bei einem Hörschaden hemmen die betroffenen Nervenzellen ihre Nachbarn allerdings weniger. Dieser Umstand führt zu Überaktivität dieser Nervenzellen, wie sie beim Tinnitus zu beobachten ist.

Das Gehirn passt sich an

Ein weiteres Modell zielt auf die ausgeprägte Anpassungsfähigkeit unseres Gehirns ab. Dieses versucht einen Hörverlust über sich der Situation anpassenden Mechanismen auszugleichen. Beispiel: Bei weniger Signalen, die im Hörsystem über eine längere Zeit ankommen, senken die Nervenzellen ihre Reizschwelle, die zur Aktivierung beziehungsweise Weitergabe der Signale führt. Dadurch bleibt die durchschnittliche Aktivität in der Hörbahn ungefähr genauso so groß wie vor dem Hörverlust.

Dies ist einerseits eine hoch intelligente körpereigene Lösung, mit Hörverlust umzugehen. Andererseits werden als Nebeneffekt die Zellen aber auch anfälliger dafür, ohne Reize von außen eine spontane Aktivität zu entfalten. Auch das kann zu der Wahrnehmung eines Tinnitus führen.

Die Grundaktivität der Nervenzellen ist verändert

Ein drittes Erklärungsmodell geht von einem Regelkreis aus, der auf Änderungen der Informationsübertragung von der Hörschnecke bis ins Gehirn reagiert. Demnach würde bei einer Abnahme der Signale dieser Regelkreis dem akustischen Signal mehr „inneres Rauschen" beimischen. Auch nach dieser Theorie versucht also der Organismus einen Hörverlust zumindest teilweise zu kompensieren, indem Signale verstärkt werden. Das beigemischte Rauschen führt demnach zu einer neuronalen Überaktivität, die letztlich als Tinnitus wahrgenommen wird.

Bleibt die Frage, woher unser Organismus dieses Grundrauschen generiert, um sich selbst zu helfen? Es könnte sich beispielsweise um eine Aktivität von bestimmten Sinneszellen handeln, die Bewegung an Gelenken und auch die Verkürzung von Muskeln messen können, sogenannte Körperrezeptoren. Diese konzentrieren sich in ihrer Anzahl sehr stark am Übergang der Halswirbelsäule zum Kopf.

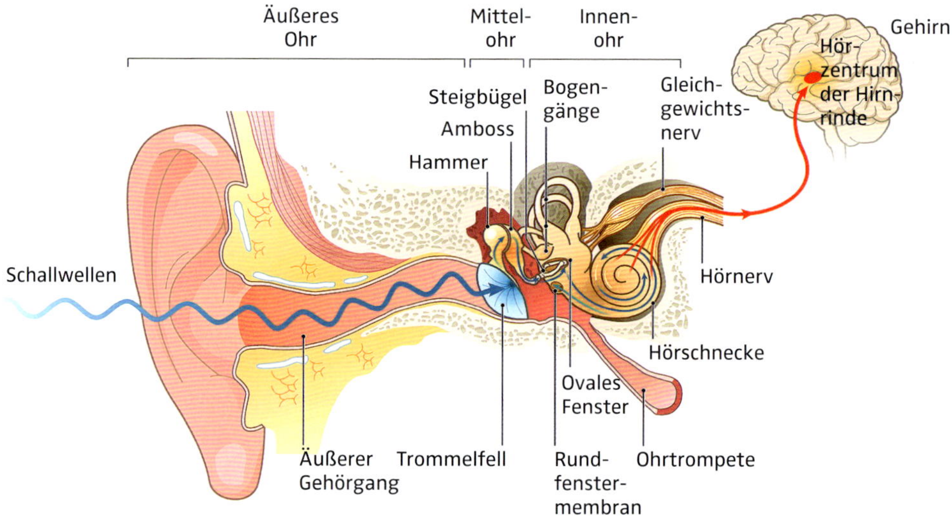

Der Weg der Schallwelle bis zum Hörnerv im Gehirn

Auch eine Nervenaktivität des Trigeminusnervs, auch Drillingsnerv genannt, wäre möglich. Dies ist ein hauptsächlich sensibler Nerv des Kopf- und Gesichtsbereichs, der in drei verschiedene Äste aufgeteilt ist. Er übermittelt Wahrnehmung, z. B. können wir mit seiner Hilfe Berührungen des Gesichts spüren. Über seine drei Äste werden die Reizimpulse aus den verschiedenen Gesichtsregionen weitergeleitet (Stirn, Oberkiefer- und Wangenbereich, Unterkieferbereich).

Diese Nervenaktivität wird in den hinteren Hörschneckenkern – einer Zwischenstation in der Hörbahn – eingespeist und normalerweise stark gehemmt. Bei einem Tinnitus könnte diese Aktivität als ein Nebeneffekt des beschriebenen körpereigenen Mechanismus, mit dem unser Organismus quasi versucht sich selbst zu helfen und das Hören zu verbessern, erhöht sein.

Stellen Sie es sich einfach so vor: Die beschriebenen Mechanismen kann man am ehesten mit einem Vorverstärker eines Plattenspielers bei einer Hi-Fi-Anlage vergleichen, der ein entsprechendes Signal erst richtig hörbar macht, welches allein über den Hauptverstärker gar nicht ausreichend hörbar wäre.

Vorübergehende Phantomgeräusche konnten in Studien auch bei Normalhörenden ausgelöst werden, wenn diese von den normalen Umweltgeräuschen abgekoppelt wurden. Dies konnte in verschiedenen Experimenten nachgewiesen werden, z. B. beim Aufenthalt der Testpersonen in einem schallisolierten Raum oder auch bei Freiwilligen, die für eine Woche einen Silikonstöpsel im Ohr trugen. Letzteres führte bei 14 von 18 Testpersonen während des Tragens der Stöpsel vorübergehend zu Tinnitus.

Bei jeder Form des Tinnitus sollte unbedingt eine Untersuchung des Hörvermögens durchgeführt werden.

Aus dieser Beobachtung können Tinnitus-Betroffene ableiten, dass akustische Stille sich ungünstig auf die Tinnitus-Wahrnehmung auswirkt, diese meist verstärkt. Akustische Ablenkung mit einem anderen Fokus des Hörens kann helfen, den Tinnitus weniger intensiv wahrzunehmen.

Einfluss der Halswirbelsäule

Aus meiner persönlichen klinischen Erfahrung kann ich sagen, dass dieses Thema häufig sehr emotional diskutiert wird. Dies gilt sowohl für die fachliche Diskussion unter Medizinern als auch für entsprechende Gespräche mit Patienten. Es gibt offensichtlich sehr unterschiedliche Meinungen, die Zusammenhänge zwischen der Halswirbelsäule (HWS) und einer Tinnitusentstehung entweder ausschließen oder als wichtige Ursache sehen.

Rein anatomisch betrachtet sind Verbindungen zwischen der oberen Halswirbelsäule und den Kerngebieten unserer Hörverarbeitung nachgewiesen. Dies ist auch logisch, wenn es beispielsweise um die Frage eines koordinierten Richtungshörens und damit auch entsprechende HWS-Bewegungen geht. Diese Tatsache legt auch nahe, dass es mögliche Einflüsse auf die Hörwahrnehmung gibt, die von der Halswirbelsäule ausgehen.

Damit gibt es eine Erklärung, warum in bestimmten Fällen eine Veränderung eines Tinnitus durch etwa Bewegungen des

Kopfes und Kiefers möglich ist. Die entsprechenden Sinneszellen, die Bewegungen in den Gelenken und Muskeln messen können, geben Signale an die Kerngebiete der Hörverarbeitung weiter. Diese Signale werden als somatosensorisch bezeichnet.

Durch diese Signale kommt es zu einer entsprechend veränderten Aktivität in den Kerngebieten im Hirnstamm, wo eine weitere Informationsverarbeitung stattfindet. Dieser Aktivitätsunterschied kann sich dann durch eine Veränderung des Tinnitussignals ausdrücken.

Selbstüberprüfung der HWS-Funktion

Störungen im Kopf-Hals-Bereich können ein bestehendes Ohrgeräusch beeinflussen.

Sie können selbst eine Prüfung von möglichen Einflüssen aus der Halswirbelsäule auf Ihren Tinnitus vornehmen. Dies ist gar nicht so kompliziert. Suchen Sie einen möglichst ruhigen Raum auf, wo Sie ungestört sind und gehen Sie die folgenden Übungen der Reihe nach durch.

1. Prüfung der unteren HWS-Abschnitte

Überstrecken Sie den Kopf weit nach hinten, drehen Sie ihn dann im überstreckten Zustand so weit nach rechts wie Sie kommen. Führen Sie danach die Drehung nach links durch, ebenfalls bis Sie nicht mehr weiterkommen. Spüren Sie währenddessen nach, ob Sie durch diese Bewegungen eine Veränderung Ihres Tinnitus bemerken?

2. Prüfung der mittleren HWS-Abschnitte

Halten Sie den Kopf in neutral nach vorne gerichteter Position. Drehen Sie auf dieser Ebene – ohne den Kopf seitlich nach unten wegzuneigen – wiederum weit nach rechts beziehungsweise links. Gehen Sie behutsam vor und drehen Sie den Kopf jeweils nur so weit wie möglich. Wie verändert sich gegebenenfalls Ihr Tinnitus dadurch?

3. Prüfung der oberen HWS-Abschnitte

Beugen Sie nun Ihren Kopf nach vorne Richtung Brustbein. Stellen Sie sich dabei vor, Sie wollten ein Doppelkinn erzeugen. Drehen Sie den gesenkten Kopf wieder einmal nach rechts und einmal nach links, so weit, wie es geht. Kommt es dadurch zu Veränderungen des Tinnitus?

4. Prüfung der Kopfgelenke

Schieben Sie als Nächstes Ihren Kopf bei horizontaler gerader Blickrichtung weit nach vorne und danach so weit nach hinten wie möglich – als Unterstützung können Sie sich dabei die für Hühner typische nickende Kopfbewegung vor und zurück vorstellen. Hat dies Auswirkungen?

5. Prüfung der Kiefergelenke

- Öffnen Sie abschließend Ihren Mund so weit wie möglich.
- Platzieren Sie eine Hand von unten mit den Fingern auf der Zahnreihe des Unterkiefers und ziehen Sie vorsichtig nach unten. Als Nächstes ziehen Sie gegen den Zug der Hand Ihren Unterkiefer kräftig nach oben. Sie versuchen also, Ihren Mund zu schließen, während Sie mit der Hand gleichzeitig dagegenhalten.
- Gehen Sie dann einmal andersherum vor: Platzieren Sie bei geschlossenem Mund Ihre Faust unter dem Kinn, als wollten Sie sich abstützen. Ziehen Sie dann gegen den Widerstand der Faust kräftig den Unterkiefer nach unten. In diesem Fall wollen Sie also den Mund öffnen, drücken aber dagegen.
- Als letzte Prüfung der Kiefergelenke drücken Sie mit der flachen Hand von vorne im Kinnbereich gegen den Unterkiefer. Schieben Sie dann gegen den Widerstand der Hand kräftig Ihren Unterkiefer nach vorn. Beobachten Sie jeweils, wie Ihr Tinnitus auf diese Übungen reagiert.

Einordnung der Prüfungen

Wenn Sie bei einer oder mehrerer dieser Prüfungen eine Veränderung des Tinnitus bemerkt haben, weist dies zunächst nur auf einen Einfluss des Muskel- und Skelettsystems der Halswirbelsäule auf den Tinnitus hin. Es kann auch ein Hinweis auf eine Störung in diesem Bereich sein, die Sie am besten orthopädisch abklären lassen sollten. Es bedeutet aber nicht zwangsläufig, dass bei Ihnen HWS-Probleme ursächlich für den Tinnitus sind oder gar eine Behandlung der HWS den Tinnitus beseitigen kann.

Bei Beeinflussbarkeit des Tinnitus durch Haltung und Bewegung des Unterkiefers kann auch eine zahnärztliche Untersuchung mit entsprechender Funktionsdiagnostik hilfreich sein. Sollte sich hierbei eine Funktionsstörung im Bereich des Kauapparates und der damit verbundenen Strukturen im Sinne einer sogenannten craniomandibulären Dysfunktion (kurz CMD) ergeben, kann eine weitere Therapie durch etwa eine Schienenbehandlung oder auch eine Physiotherapie sinnvoll sein (siehe Seite 55).

Wenn das Gehör empfindlich erscheint

In circa 30 Prozent der Fälle ist ein chronischer Tinnitus mit einer Geräuschüberempfindlichkeit verbunden. Diese kann auf unterschiedliche Weise entstehen und verschiedene Erscheinungsformen annehmen. Auch wenn keine allgemein etablierte Systematik der Begrifflichkeiten existiert, lassen sich doch verschiedene Formen der Geräuschüberempfindlichkeit unterscheiden.

Hyperakusis (allgemein gesteigerte Geräuschempfindlichkeit)

> Chronischer Tinnitus geht oft mit einer Geräuschüberempfindlichkeit einher.

Als Hyperakusis wird eine verminderte Toleranz gegenüber Geräuschen über das gesamte Frequenzspektrum von Umweltgeräuschen hinweg bezeichnet. Die Bedeutung der Geräusche für den Betroffenen spielt dabei keine große Rolle. Menschen mit einer Hyperakusis erleben also praktisch alle Geräusche sehr intensiv und als zu laut, obwohl diese nicht ungewöhnlich laut sind. Teilweise können Geräusche sogar als schmerzhaft empfunden werden mit Projektion des Schmerzes auf den Ohrbereich.

Lautheitsausgleich (unangenehmes Hören bei Schwerhörigkeit)

Laute Geräusche können normalerweise durch die äußeren Haarzellen abgeschwächt, leisere verstärkt werden. Bei Innenohrschwerhörigkeiten mit Verlust von äußeren Haarzellen fehlt dieser verändernde Einfluss auf die Schallintensität im Innenohr. Dies hat zur Folge, dass der Übergang von leise zu laut sehr plötzlich erfolgt, was von den Betroffenen als sehr unangenehm, teilweise sogar als schmerzhaft empfunden wird. Die Empfindlichkeit ist dabei auf das Hören im Frequenzbereich der Schwerhörigkeit beschränkt. In diesem ist also der Bereich zwischen der Hörschwelle – also der Lautstärke, bei der erstmalig ein Ton wahrgenommen wird – und der Unbehaglichkeitsschwelle – bei der man das Geräusch als zu laut empfindet – sehr klein.

Phonophobie (erlernte negative Reaktion auf bestimmte Geräusche)

Der Begriff leitet sich aus dem Griechischen ab: phono kann mit Klang, Ton oder Stimme übersetzt werden, phobie mit Angst. Entsprechend bezeichnet eine Phonophobie eine Furcht- und Schreckreaktion bei bestimmten Geräuschen, die meist mit zum Teil heftigen vegetativen Reaktionen verbunden sein kann: Es kommt zu einer starken Betonung des aktivierenden Anteils des Nervensystems, z. B. mit Zunahme der Herzfrequenz und des Blutdrucks. Wie erklärt sich das?

Im Sinne einer besonderen Form eines Lernvorgangs, auch Konditionierung genannt, ist in diesen Fällen ein spezifisches Geräusch als Reiz beziehungsweise Auslöser mit einer entsprechend schreckhaften Reaktion verbunden worden. So kann ich aus eigener Erfahrung berichten, dass ein bestimmtes Telefonklingeln, das mich in Zeiten meiner Notdienste in der Klinik regelmäßig nachts geweckt hat, um Notfälle anzukündigen, bei mir auch noch nach Jahren eine besondere unangenehm besetzte Aufmerksamkeit hervorgerufen hat, wenn ich den gleichen Klingelton in einem völlig anderen Zusammenhang hörte.

Grundsätzlich ist es möglich, die Verknüpfung eines Reizes mit einer solchen negativen Reaktion über erneute Lernvorgänge aufzulösen, indem etwa wiederholt der Stimulus ohne eine entsprechende negative Konsequenz angeboten wird.

Misophonie (ablehnende Reaktion auf bestimmte Geräusche)

Auch dieser Begriff stammt aus dem Griechischen, miso bedeutet übersetzt Hass oder Feindschaft, phonie steht wiederum für einen Laut, Ton oder eine Stimme. Es handelt sich bei dieser Form der Geräuschüberempfindlichkeit um eine sehr intensive Gefühlsreaktion auf ganz spezifische Geräusche.

Die damit verbundenen Gefühle können Wut und Ärger beziehungsweise Ekel sein, unter Umständen auch Angst. Interessanterweise handelt es sich meist um von Menschen erzeugte Geräusche, darunter: Atemgeräusche oder Geräusche beim Essen.

Nicht immer sind die verschiedenen Formen der Überempfindlichkeit klar voneinander trennbar und Übergänge von spezifischen Formen in eine allgemeine Hyperakusis und Geräuschüberempfindlichkeit möglich. Nicht selten führt diese zu sozialer Isolation und für Außenstehende teils bizarr anmutende Maßnahmen der Betroffenen zur Vermeidung der betreffenden Geräusche im Alltag, darunter beispielsweise das Tragen von Lärmschutz in alltäglichen, für andere völlig normalen Situationen.

Tinnitusverarbeitung im Gehirn: Stress und Tinnitus

Ein weiterer Aspekt, der von Tinnituspatienten oft in Verbindung mit ihrem Ohrgeräusch gebracht wird, ist Stress. Unser Hörorgan ist ganz besonders der ständigen Reizüberflutung in einer modernen Gesellschaft ausgesetzt. Bereits durch die Evolution ist es auf ständige Empfangsbereitschaft getrimmt und im Gegensatz beispielsweise zu unseren Augen auch nachts auf Empfang. Das Ohr ist also unser Alarmorgan schlechthin. Deswegen haben wir meist auch akustische Wecker in Verwendung.

Wir alle sind ständig gefordert, uns Veränderungen anzupassen, und nicht wenige Menschen geraten in Situationen, in denen sie von diesen Anforderungen schier überfordert werden. Mögliche Zusammenhänge mit Symptomen wie Tinnitus oder Geräuschüberempfindlichkeit scheinen da durchaus naheliegend.

Es gibt allerdings keine wissenschaftlichen Belege für eine stressbedingte Tinnitusentstehung. Es gibt jedoch Hinweise, dass sich ein Tinnitus umso häufiger nicht spontan wieder zurückbildete, je schlechter das Befinden der Betroffenen zum Zeitpunkt des Auftretens des Tinnitus war.

Andere Studien fanden keine Unterschiede in den Bereichen Arbeitsbelastung, arbeitsbezogene Anspannung, Stressanfälligkeit oder chronische Stressbelastung bei Tinnituspatienten gegenüber Menschen ohne Tinnitus. Auffällig ist aber, dass hochgerechnet circa 25 Prozent der von einem Tinnitus betroffenen Deutschen selbst Stress als Ursache für ihr Ohrgeräusch angeben.

> 25 Prozent der Betroffenen geben Stress als Ursache für ihr Ohrgeräusch an.

Dies könnte damit zusammenhängen, dass sich ein bereits bestehender Tinnitus im Alltag sehr häufig auf bestimmte Weise mit Stress assoziiert zeigt: Leichte Stressempfindung ändert die Tinnituswahrnehmung zumeist nicht, bei mittlerem Stressniveau steigt dagegen die Tinnitusintensität eher an. Und bei maximalem Stresserleben fällt der Tinnitus oft geradezu aus dem Bewusstsein, da die gesamte Aufmerksamkeit für die mit dem Stress verbundenen Anforderungen benötigt wird.

Allerdings: Nach Abklingen der Stressreaktion meldet sich der Tinnitus mit sehr starker Intensität zurück, da keine Ablenkung mehr besteht, die Wahrnehmung aber noch durch die abklingende Stressreaktion aktiviert ist.

Tinnitus als Nebenwirkung von Medikamenten

Sie nehmen aufgrund von bestimmten Erkrankungen vielleicht eine Reihe verschiedener Medikamente ein und fragen sich, ob diese Einfluss auf Ihren Tinnitus haben oder sogar ursächlich für das Ohrgeräusch sein können?

Ein Tinnitus kann tatsächlich als Nebenwirkung bei Einnahme bestimmter Medikamente auftreten, wobei dies jedoch eher selten der Fall ist. Ein Zusammenhang ist am ehesten dann zu vermuten, wenn der Tinnitus bei diesen Medikamenten zeitnah nach Beginn der erstmaligen Einnahme auftritt. Bei Medikamenten, die schon länger eingenommen werden, ist ein Zusammenhang unwahrscheinlich oder gar auszuschließen.

Den Hauptfokus sollten Sie dann auf naheliegende Ursachen richten wie beispielsweise das Hörvermögen, welches in jedem Fall auch in Zusammenhang mit möglichen Nebenwirkungen bestimmter Medikamente untersucht werden sollte.

Drei Medikamentengruppen sind in diesem Zusammenhang zu unterscheiden:

Wirkstoffe, die dauerhaft Hörverlust und Tinnitus verursachen können: In der Krebsbehandlung werden Zytostatika eingesetzt – Medikamente, die das Wachstum von Krebszellen verhindern sollen und die das Innenohr und Gleichgewichtsorgan (Schwindel) schädigen können (z. B. Cisplatin, Carboplatin und Oxaliplatin).

Auch Antibiotika aus der Familie der Aminoglykoside wie der Wirkstoff Gentamicin können insbesondere die äußeren Haarzellen des Innenohrs sowie bestimmte Sinneszellen des Gleichgewichtsorgans (Haarzellen Typ 1) zerstören. Dies ist jedoch nur bei der intravenösen Gabe zu erwarten, nicht jedoch bei örtlicher Anwendung wie beispielsweise bei antibiotischen Augentropfen oder -salben.

Wirkstoffe, die vorübergehend Hörverlust und Tinnitus verursachen können: Hierzu gehören Medikamente aus der Gruppe der nichtsteroidalen Antirheumatika (NSAR), die gegen Schmerzen und Entzündungen eingesetzt werden und in Studien mit möglichen Verschlechterungen des Hörvermögens in Verbindung gebracht wurden. Weiterhin sind ausschwemmende Medikamente aus der Gruppe der sogenannten Schleifendiuretika (Arzneimittel zur Entwässerung) zu nennen, diese finden bei der Therapie von Herz- und Nierenschwäche sowie bei Bluthochdruck Anwendung.

Laut Studien setzten entsprechende Wirkstoffe an bestimmten Membrantransportern an, die sich in ähnlicher Form sowohl in der Niere als auch im Innenohr und Gleichgewichtsorgan finden. Das bedeutet: Durch Schleifendiuretika wie z. B. den Wirkstoff Furosemid kann das elektrische Gleichgewicht im Ohr ungünstig beeinflusst und die Umwandlung von mechanischen Impulsen in elektrische Signale gestört werden. Darüber hinaus wird der Blutfluss in der Hörschnecke verändert. Diese Effekte können jedoch durch Absetzen der Medikamente rückgängig gemacht werden.

Auch bei dem bekannten Wirkstoff Acetylsalicylsäure (ASS), der beispielsweise als Schmerzmittel eingesetzt wird oder auch, um die Blutgerinnung zu beeinflussen, ist aus Tierexperimenten und kleineren Fallstudien bekannt, dass die Einnahme hoher Dosen von 2000 bis 3000 Milligramm Acetylsalicylsäure zu Hörverschlechterungen und Tinnitus führen kann. Bei den üblicherweise etwa zur Vorsorge verwendeten niedrigeren Dosierungen (z. B. bei bestehenden Erkrankungen der Herzkranzgefäße) sind diese Nebenwirkungen nicht zu befürchten.

Zu einer vorübergehenden Verschlechterung der Hörschwelle von mehr als zehn Dezibel und auch zu einem Tinnitus kann es zudem durch Chinin kommen. Es handelt sich dabei um ein Mittel zur Behandlung einer Malaria, wird aber teilweise auch zur Therapie von Wadenkrämpfen eingesetzt. Die das Hören beeinträchtigenden Phänomene treten bereits bei üblichen Tagesdosen auf, Beispiele: 600 Milligramm Chininsulfatdihydrat dreimal täglich bei Malaria, 200 Milligramm des Wirkstoffs pro Tag bei Wadenkrämpfen.

Wirkstoffe, die Tinnitus ohne Hörverlust auslösen können: In diesem Zusammenhang sind bestimmte Medikamente zur Behandlung von Herzrhythmusstörungen wie Chinidin zu nennen (nicht zu verwechseln mit Chinin), darüber hinaus Bluthochdruckmittel wie die bekannten ACE-Hemmer und bestimmte Antidepressiva aus der Gruppe der sogenannten Serotoninwiederaufnahmehemmer (SSRI), z. B. der Wirkstoff Clomipramin.

Empfehlung: Eine eindeutige Zuordnung eines Tinnitus als Medikamentennebenwirkung kann im Einzelfall schwierig sein und ist in der Praxis wahrscheinlich seltener, als Beipackzettel vermuten lassen.
Wenn Sie unsicher sind, ob die Einnahme spezieller Medikamente in Ihrem Fall das Auftreten eines Tinnitus verursacht oder begünstigt haben könnte, sollten Sie mit Ihren behandelnden Ärztinnen und Ärzten sprechen. Bitte setzen Sie nicht ohne Rücksprache einzelne Medikamente ab, da dies gegebenenfalls andere schwerwiegende Probleme verursachen kann.

Im Einzelfall muss bei Verdacht auf eine Medikamentennebenwirkung geprüft werden, ob stattdessen andere Medikamente gegeben, Dosierungen verändert oder der Nutzen und mögliche Nebenwirkungen gegeneinander abgewogen werden können.

Erwähnenswert scheint mir in diesem Zusammenhang, dass sich verschiedene auf das Innenohr schädlich wirkende Faktoren addieren und so das Risiko für Hörminderung und Tinnitus erhöhen können. Achten Sie deswegen auch darauf, sich nicht gleichzeitig kritischen Belastungen in unterschiedlichen Bereichen auszusetzen, also beispielsweise einer Einnahme von möglicherweise kritischen Medikamenten und gleichzeitig einer starken Lärmbelastung.

Möglichkeiten der Diagnostik

In der Erstuntersuchung geht es darum, mögliche Zusammenhänge mit dem Ohrgeräusch wie auch organische Ursachen abzuklären. Wie das folgende Fallbeispiel zeigt, kann auch ein verstopfes Ohr ein Geräusch hervorrufen.

Beispiel aus meiner Praxis

Frau E., eine 34-jährige Frau, berichtet über einen wiederholten dumpfen Höreindruck auf dem rechten Ohr seit circa zehn Tagen. Nach dem Duschen sei dieser so ausgeprägt, dass sie das Gefühl habe, rechts praktisch gar nichts mehr zu verstehen. Dann habe sie auch ein Rauschen auf dem Ohr, das sie sehr irritiere.

Bei der HNO-ärztlichen Untersuchung der Ohren zeigt sich, dass der rechte Gehörgang nahezu komplett von einer großen Menge Ohrenschmalz verlegt ist. Mit etwas Geduld lässt sich dieses komplett entfernen, und der Höreindruck ist nach Angaben der Patientin danach wieder wie früher. Das Ohrgeräusch tritt nicht wieder auf.

Medizinische Untersuchungen

Wenn Sie ein Ohrgeräusch haben, das länger als ein paar Stunden anhält, sollte eine Überprüfung des Hörvermögens erfolgen. Dazu gehört eine ohrmikroskopische Untersuchung des Gehörgangs und des Trommelfells, die auch überprüft, ob beispielsweise Ohrenschmalz den Gehörgang blockiert oder andere Auffälligkeiten den Weg des Schalls auf dem Weg zum Innenohr ungünstig beeinflussen können. Vielleicht haben Sie z. B. eine Mittelohrentzündung mit einem begleitenden Hörverlust gehabt. Dieser kann sich wieder zurückbilden oder aber auch nicht, wenn es vielleicht im Rahmen der Entzündungen durch schädliche Giftstoffe von Bakterien zu Schädigungen der Haarzellen im Innenohr gekommen ist. Ähnliches gilt für einen Hörsturz, bei dem es zu einem plötzlichen Hörverlust ohne von außen erkennbare Ursache kommt.

> Bei jeder Form des Tinnitus sollte unbedingt eine Untersuchung des Hörvermögens durchgeführt werden, wenn der Tinnitus nicht am nächsten Tag verschwunden ist.

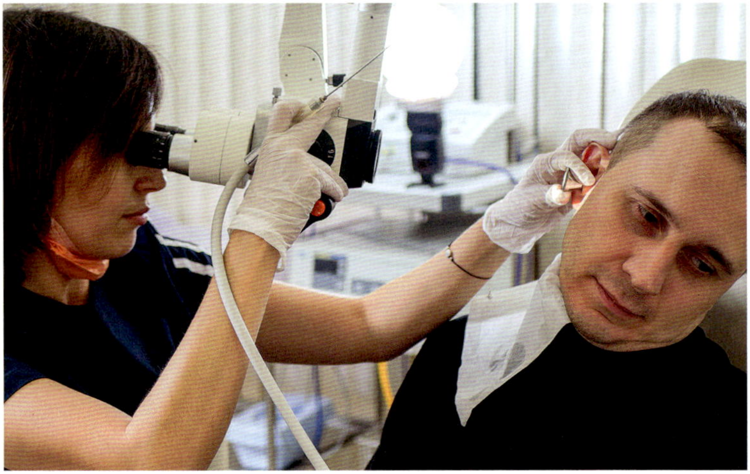

Am Anfang steht die ohrmikroskopische Untersuchung des Gehörgangs

Funktionsüberprüfung im Hörtest

Üblicherweise wird ein Hörtest (Audiogramm) durchgeführt, der mit Kopfhörern auf den Ohren überprüft, ab welcher Lautstärke (Hörpegel in Dezibel = dB) Sie einen Ton einer bestimmten Frequenz wahrnehmen können. Diese Lautstärke wird als Hörschwelle bezeichnet und für Töne verschiedener Frequenzen ermittelt: in der Regel im gut hörbaren Bereich zwischen 125 Hertz (Hz) und acht Kilohertz (kHz). Dieser Bereich ist wichtig für das Sprachverstehen. Jenseits dieses Frequenzbereiches kann das Ohr Luftschwingungen der Frequenzen zwischen 16 Hertz und 20 Kilohertz als Schall wahrnehmen.

Aus allen gemessenen Werten ergibt sich die sogenannte Hörschwelle für die Luftleitung (LL), die als Kurve in ein Diagramm eingetragenen wird und dem Behandler darüber Auskunft gibt, was über den normalen Weg über das Trommelfell und Mittelohr wahrgenommen werden kann.

Gibt es hinsichtlich dieser Luftleitung Auffälligkeiten, muss auch die Schwelle für die sogenannte Knochenleitung (KL) gemessen werden: Töne können nämlich nicht nur über das Trommelfell auf das Innenohr übertragen werden, sondern auch über Schallenergie, die über den Schädelknochen den Weg in die Hörschnecke findet.

Bei der Messung der Knochenleitung wird der Schädelknochen hinter dem Ohr über einen Knochenleitungshörer – einen elektrisch angetriebenen Vibrator – direkt in Schwingung versetzt. Aus der entsprechenden Kurve ergibt sich im Diagramm die Hörschwelle für die Knochenleitung.

Mithilfe eines Audiogramms kann das Hörvermögen überprüft werden.

Als Bezugsgröße wird das durchschnittliche Gehör von Jugendlichen ohne Hörschädigung zugrunde gelegt, das noch weitgehend unbeeinträchtigt von Umwelteinflüssen und Alterungsprozessen ist.

Wenn die Knochenleitungsschwelle von der entsprechenden Normalkurve abweicht, spricht man von einer Schallempfindungsschwerhörigkeit. Ist die Knochenleitungsschwelle normal und lediglich die Luftleitungsschwelle auffällig, handelt es sich um eine Schallleitungsschwerhörigkeit. Sind sowohl die Knochenleitungs- als auch die Luftleitungsschwelle verändert, wird dies als kombinierte Schwerhörigkeit bezeichnet.

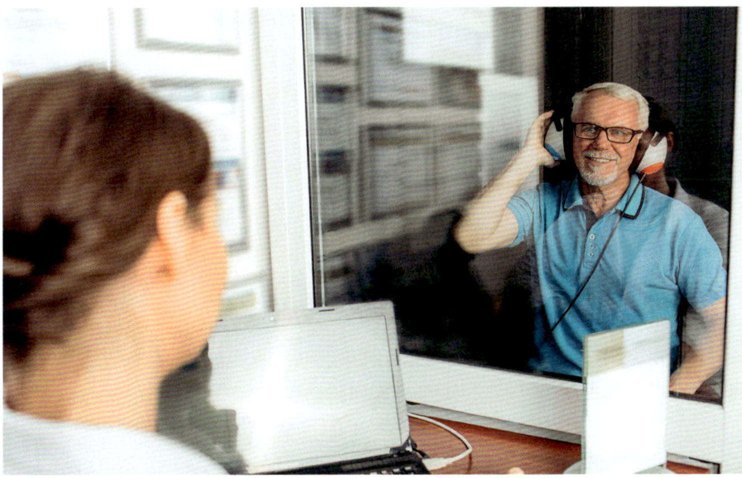

Üblicherweise wird ein Hörtest (Audiogramm) durchgeführt

Im Folgenden sehen Sie einige Audiogrammbeispiele bei verschiedenen Arten einer Schwerhörigkeit jeweils für die Luftleitung (LL) und Knochenleitung (KL). Die Knochenleitung rechts wird durch das Symbol] dargestellt beziehungsweise durch das Symbol [für links, die Luftleitung durch das Symbol O für rechts beziehungsweise X für links.

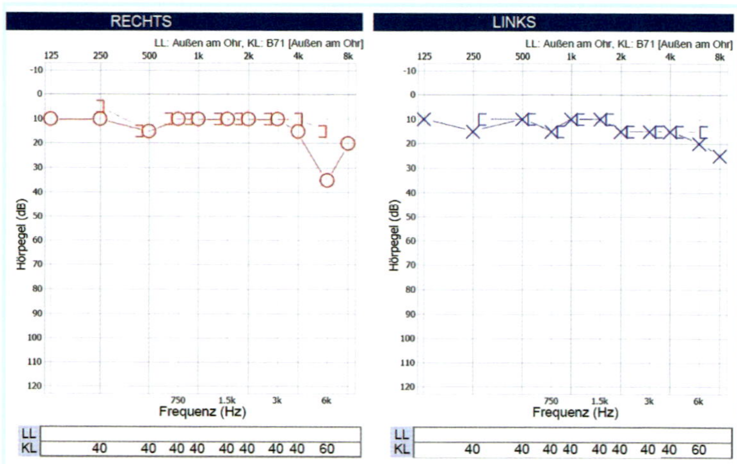

Abbildung 1: Hörtest mit normalen Kurven auf beiden Seiten für die Tonschwellen in der Luft- und Knochenleitung

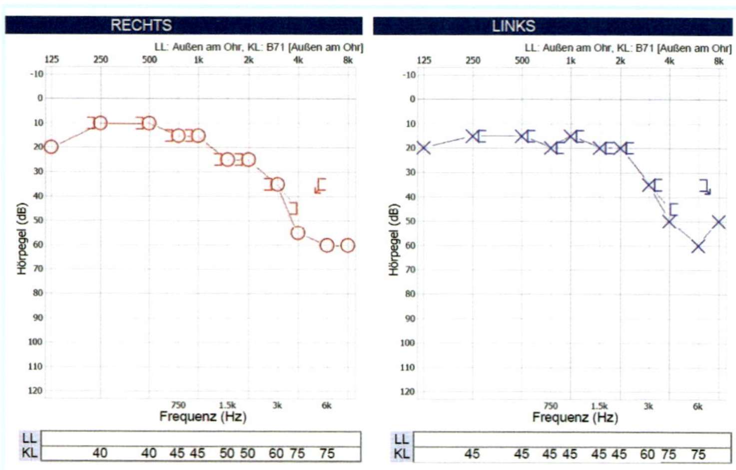

Abbildung 2: Reine Schallempfindungsschwerhörigkeit mit relevantem Abfall der Hörschwelle im Hochtonbereich rechts ab 1,5 kHz, links ab 3 kHz

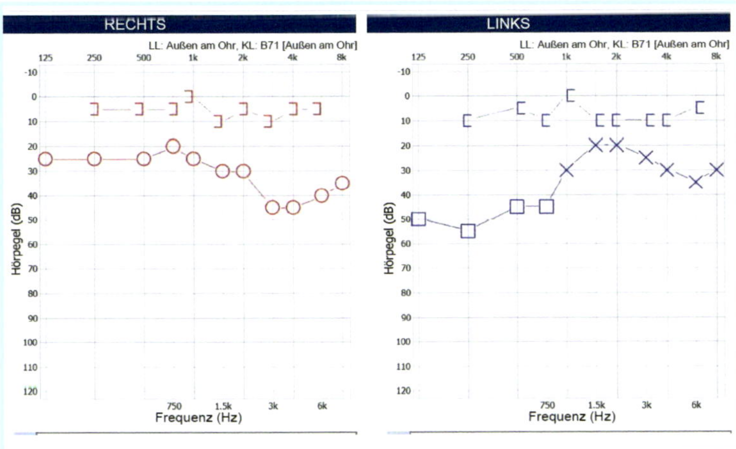

Abbildung 3: Reine Schallleitungsschwerhörigkeit auf beiden Seiten mit einer normalen Hörschwelle für die Knochenleitung

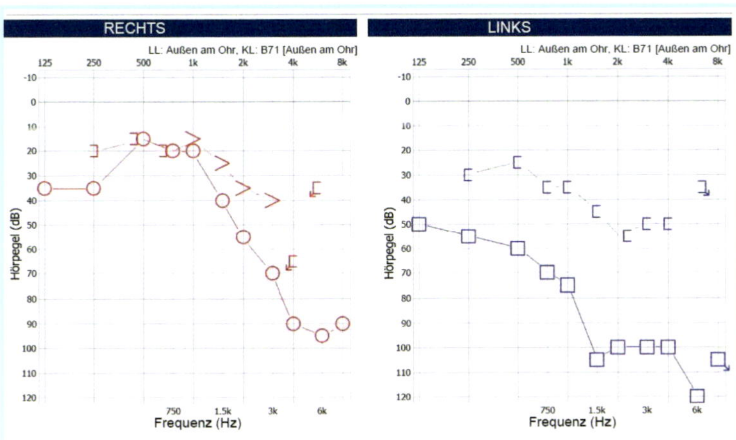

Abbildung 4: Kombinierte Schwerhörigkeit auf beiden Seiten: Hörschwelle rechts für die Luft- und Knochenleitung mit einer Differenz zwischen 0 und 30 dB, links zwischen 25 und 50 dB

Insgesamt machen Hochtonschwerhörigkeiten den größten Anteil aller Schwerhörigkeiten aus.

Ursachen der verschiedenen Formen der Schwerhörigkeit
Bei den meisten Fällen von Schwerhörigkeit handelt es sich um eine Funktionsstörung des Innenohrs, in speziellen Situationen kann aber auch eine krankhafte Veränderung im Bereich des Hörnervs verantwortlich sein. Die meisten Tinnitusbetroffenen beschreiben ihren Tinnitus eher als hochfrequentes Geräusch. Besteht bei diesen Patienten eine Schwerhörigkeit, so ist in der Regel passend dazu der hochfrequente Bereich betroffen.

Schallempfindungsschwerhörigkeit: Eine Auffälligkeit in der Knochenleitung kann entstehen, wenn die Haarzellen des Innenohrs eine Störung aufweisen, z. B. nach einem Hörsturz oder bei einer Lärmschwerhörigkeit.

Schallleitungsschwerhörigkeit: Auffälligkeiten in der Luftleitung findet man bei Erkrankungen des Trommelfells, z. B. bei einem Loch im Trommelfell oder bei krankhaften Veränderungen der Gehörknöchelchen beispielsweise aufgrund chronischer Entzündungen im Bereich des Mittelohrs. Die Schallleitungsschwerhörigkeit betrifft in unterschiedlicher Ausprägung prinzipiell alle Frequenzanteile.

Kombinierte Schwerhörigkeit: Wenn sowohl eine Schallempfindungs- als auch eine Schallleitungsschwerhörigkeit gleichzeitig auf einem Ohr vorliegen, spricht man von einer kombinierten Schwerhörigkeit.

Es gibt subjektive und objektive Verfahren zur Testung des Gehörs.

Sonderform Otosklerose: Bei der Otosklerose handelt es sich um eine Erkrankung des knöchernen Labyrinths, also des Innenohrs. Ein entzündlicher Prozess, der mit Abbau von Knochen und darauffolgender Knochenneubildung einhergeht, führt dabei ebenfalls zu einer Schallleitungsschwerhörigkeit.

Durch die Knochenumbauprozesse kommt es zu einer Fixierung des Steigbügels (siehe unten). Im späteren Stadium kann aber auch eine zusätzliche Störung der Funktion des Innenohrs im Sinne eines kombinierten Hörverlustes auftreten.

In 50 bis 80 Prozent der Fälle tritt als weiteres Symptom ein Tinnitus auf. Durch eine Operation am Steigbügel kann in vielen Fällen die Schallleitungsschwerhörigkeit relevant reduziert oder sogar beseitigt werden. Auch ein Tinnitus kann in vielen Fällen verbessert werden, was sich durch die Reduktion der Schwerhörigkeit erklären lässt.

Weiterführende zusätzliche Hörprüfungen

Bei den normalen Hörprüfungen handelt es sich um sogenannte subjektive Messmethoden, die sehr stark von der Mitarbeit der Betroffenen abhängen. Es gibt auch objektive Untersuchungsmethoden, zu denen die Hörprüfungen zählen, die im folgenden Abschnitt kurz dargestellt werden.

Stapediusreflex im Mittelohr

Um neben dem typischen Erscheinungsbild im Hörtest zusätzliche Hinweise auf das Vorliegen einer Otosklerose zu erhalten, kann die Funktion eines Schutzreflexes im Mittelohr geprüft werden: der sogenannte Stapediusreflex. Dieser sorgt normalerweise dafür, dass sich bei höheren Lautstärken die Gehörknöchelchenkette im Mittelohr versteift.

Wie bei einem Ball, der gegen eine harte Mauer geworfen wird und von dieser zurückprallt, wird durch die versteifte Kette ein Teil der Schallenergie vom Trommelfell wieder zurückgeworfen und gar nicht an das Innenohr weitergegeben. Bei einer Otosklerose funktioniert dieser Mechanismus meistens nicht mehr, was durch eine entsprechende Reflexmessung getestet werden kann.

Tympanometrie

Bei der Tympanometrie wird gemessen, wie viel Schall vom Trommelfell wieder in den Gehörgang reflektiert wird. Nur ein Teil des Schalls wird nämlich vom Innenohr aufgenommen. Dieser Anteil ist umso größer, je besser das Mittelohr den Schall aufnehmen und an die Hörschnecke weiterleiten kann.

Es wird gewissermaßen überprüft, wie gut das Mittelohr seiner Funktion nachkommen kann. Auf diese Weise können Hinweise auf beispielsweise Flüssigkeit im Mittelohr sowie eine gesteigerte oder gestörte Schwingungsfähigkeit des Trommelfells gewonnen werden.

Messung der otoakustischen Emissionen (OAE)

Bei der Messung der sogenannten Distorsionsprodukten der otoakustischen Emissionen (DPOAE) erzeugen nach Stimulation durch einen Messton die äußeren Haarzellen des Innenohrs durch zwei unterschiedliche Mechanismen ebenfalls akustische Signale. Diese werden als otoakustische Emissionen bezeichnet und können über eine Sonde im Gehörgang gemessen werden.

Die OAE sind damit ein Nachweis einer intakten Funktion der äußeren Haarzellen. Eine Verstärkung der Amplituden könnte aus wissenschaftlicher Sicht ein Hinweis auf eine Hyperaktivität der äußeren Haarzellen durch fehlende Hemmung aus übergeordneten Bereichen der Hörbahn sein.

Hirnstammaudiometrie

Bei der Hirnstammaudiometrie kann seitenspezifisch – nach Reizung des jeweiligen Ohres durch spezielle Klickgeräusche über wenige Elektroden (die am Knochen hinter dem Ohr und an der Stirn aufgeklebt werden) – die elektrische Antwort verschiedener Anteile der Hörbahn über einen Computer aufgezeichnet und gemessen werden. So lässt sich objektiv darstellen, ob akustische Signale eine Reaktion im Gehirn auslösen. Das Prinzip ist das gleiche wie bei der Messung der Hirnströme über ein sogeanntes Elektroencephalogramm (EEG).

Magnetresonanztomografie (MRT)

Die Magnetresonanztomografie (MRT) ist ein bildgebendes diagnostisches Verfahren zur Erzeugung von Schnittbildern des menschlichen Körpers mit hoher Auflösung. Anders als bei einer Computertomografie (CT) wird keine Röntgenstrahlung verwendet, stattdessen kommt ein starkes Magnetfeld zum Einsatz. Mit dieser Methode können unter anderem auch das Innenohr und der Hörnerv gut beurteilt werden.

Sehr selten (!) – mit einer Häufigkeit von einer Person pro 100.000 Einwohner pro Jahr – kann es zur Entwicklung eines langsam wachsenden, gutartigen Tumors ausgehend von den Hüllzellen des Gleichgewichtsnervs kommen: dem sogenannten Vestibularisschwannom. Dieses wird teilweise (was wissenschaftlich nicht ganz korrekt ist) auch als Akustikusneurinom bezeichnet. Mögliche Symptome sind Schwindel, schlechteres Hören und auch ein Tinnitus. Ein MRT mit Gabe eines Kontrastmittels kann diese Tumoren entdecken beziehungsweise ausschließen.

Wenn Sie jetzt das Wort Tumor gelesen haben, verfallen Sie bitte nicht in Panik. Das ist unnötig und fokussiert eher auf die Tinntituswahrnehmung. Wie gesagt handelt es sich um eine sehr seltene Erkrankung, zudem um gutartige Geschwulste, die langsam wachsen und nicht in den Körper streuen. Gerade bei einseitigem Auftreten einer Schwerhörigkeit und einseitigem Tinnitus – wenn die eigentliche Ursache nicht klar ist –, sollte im Verlauf ein MRT jedoch nicht vergessen werden.

Ein Vestibularisschwannom kann entweder chirurgisch entfernt, mit einer speziellen Bestrahlung behandelt oder bei fehlender Wachstumstendenz auch einfach nur regelmäßig kontrolliert werden.

Achtung: Bei einer Hyperakusis (siehe Seite 30) sind laute Untersuchungen wie eine Hirnstammaudiometrie oder auch ein MRT problematisch, weil sie gegebenenfalls nicht toleriert werden. Auch bei einem akuten Hörverlust sollten diese Verfahren zunächst nicht durchgeführt werden, um das Gehör nicht noch weiter zu belasten.

Weitere Untersuchungen

Nach der aktuellen Leitlinie wird ferner eine zumindest orientierende Prüfung der Gleichgewichtsfunktion empfohlen. Dabei kann die sogenannte Unbehaglichkeitsschwelle Hinweise auf eine Geräuschüberempfindlichkeit geben.

Bei der Testung werden dem Patienten gepulste Reintöne unterschiedlicher Frequenz angeboten, deren Lautstärke vorsichtig gesteigert wird. Dann wird die Lautstärke ermittelt, ab der sie gerade noch als akzeptabel empfunden wird. Teilweise wird auch der Punkt ermittelt, bei dem die getestete Person beispielsweise ihr Fernsehgerät leiser stellen würde.

Lässt sich Tinnitus messen?

Viele von einem Tinnitus Betroffene haben das Problem, dass ihr Geräusch für andere nicht hörbar ist. Manche sehen sich daher auch mit dem Vorwurf konfrontiert, dass sie sich das Geräusch nur einbilden. Mitunter glauben vielleicht sogar die Patienten selbst, dass ihr Tinnitus tatsächlich nur Einbildung ist beziehungsweise sein kann. Es ist aber medizinisch unbestritten, dass die Tinnituswahrnehmung real ist, also eine Grundlage hat, die einer Aktivität im Bereich der Hörverarbeitung entspricht. Wirklich messen kann man jedoch den Tinnitus nicht.

Was in der HNO-Praxis messbar ist, ist der mögliche Hörverlust, der auch einem Geräusch meist zugrunde liegt. Man kann auch die individuelle Frequenz des Tinnitus durch einen Vergleich mit eingespielten Tönen annähernd bestimmen und dabei testen, ab ▸▸

welcher Lautstärke ein Tinnitus durch ein sogenanntes weißes Rauschen (siehe Rauschgeräte, Seite 58) verdeckbar ist beziehungsweise nicht mehr wahrgenommen wird.

Bei fast allen Betroffenen wird dieser Effekt bei Lautstärken erreicht, die die eigene Hörschwelle in den betroffenen Frequenzen um fünf bis maximal 15 Dezibel überschreiten. Es bleibt allerdings eine subjektive Angabe der Betroffenen, auch eine therapeutische Konsequenz ergibt sich aus dieser subjektiven Bestimmung des Tinnitus nicht. Es kann allerdings die Vorstellung der Betroffenen relativieren, dass ihr Tinnitus eine ungewöhnlich hohe Lautstärke aufweist.

Empfehlung: Fixieren Sie sich bitte nicht auf einen entsprechenden Nachweis Ihres Tinnitus. Der erfahrene und verständige Arzt oder Therapeut wird Ihr Ohrgeräusch nicht infrage stellen. Wenn Sie im persönlichen Umfeld Zweifel an Ihrer Symptomatik erleben, vergleichen Sie Ihre Beschwerden mit anderen Symptomen wie etwa Schmerz, dessen Erleben ebenfalls individuell sehr unterschiedlich und für Außenstehende oft schwer nachvollziehbar ist.

Ihr subjektives Erleben

Klar ist: Der persönliche Leidensdruck ist nicht direkt messbar und bleibt ein sehr subjektives Erleben. Niemand kann wirklich nachempfinden, wie Sie selbst Ihren Tinnitus im Detail wahrnehmen. Es wurden aber verschiedene Messinstrumente auf Basis von Fragebögen entwickelt, die eine gewisse Einordnung der Belastungen ermöglichen und deren Anwendung in der ärztlichen S3 Leitlinie zum chronischen Tinnitus empfohlen wird (AWMF-Register-Nr. 017/064; September 2021).

Erfassung des subjektiven Schweregrads

Zur Erfassung des subjektiven Schweregrads sowie möglicher Belastungen eignet sich laut dieser Leitlinie ein standardisierter Fragebogen wie der Tinnitusfragebogen (TF) nach Goebel und Hiller. Es gibt auf dieser Grundlage auch eine deutlich kürzere und damit leichter zu bearbeitende Version, Mini-TF12 oder Mini-TQ12 genannt. Sie finden entsprechende kostenfreie Selbsttestmöglichkeiten im Internet auf der Website der Deutschen Tinnitus Liga e.V. (tinnitus-liga.de).

Persönlicher Leidensdruck ist nicht direkt messbar und bleibt ein subjektives Erleben.

Nachdem Sie sich durch Lesen dieses Ratgebers informiert und auch einige (bestenfalls die für Sie persönlich wichtigsten) Dinge in Ihrem Alltag verändert haben, könnten Sie später noch einmal online einen Selbsttest machen und erneut überprüfen, wie sich durch die proaktive Selbsthilfe Ihr Leidensdruck womöglich schon verändert beziehungsweise reduziert hat.

Um einen Überblick über Ihre Lebenssituation zu gewinnen, können Sie sich fragen, wie groß Ihre Zufriedenheit in den wichtigen Lebensbereichen ist.

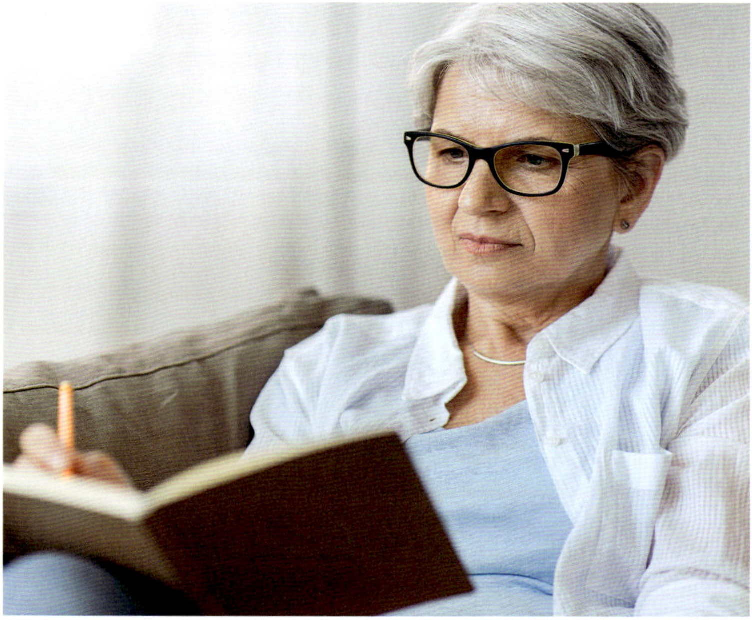

Erfassung der Lebenszufriedenheit

Tinnitus kann die Lebenszufriedenheit beeinträchtigen – eine herabgesetzte Lebenzufriedenheit aufgrund anderer Faktoren kann aber auch dazu führen, dass ein Ohrgeräusch subjektiv an Bedeutung gewinnt. Daher lohnt es sich, einmal gezielt zu schauen, wo einerseits mögliche Quellen von Wohlbefinden und Zufriedenheit liegen und anderseits Lebensbereiche, die noch Potential für eine positive Entwicklung aufweisen.

Um einen Überblick über Ihre Lebenssituation zu gewinnen, können Sie sich beispielsweise folgende Aufstellung allgemein wichtiger Themen des Lebens anschauen und sich fragen, wie groß Ihre Zufriedenheit in den folgenden verschiedenen Lebensbereichen ist.

Wenn Sie das Gefühl haben, dass Sie in einigen dieser wichtigen Lebensbereiche unzufrieden sind, dann überlegen Sie – unabhängig vom Tinnitus –, was Sie konkret in Ihrem Leben verändern können, um eine größere Zufriedenheit zu erreichen. Machen Sie sich am besten eine Aufstellung, deren Umsetzung Sie dann auch gezielt nachvollziehen können.

Lebenszufriedenheit

Lebensbereich	Was ist positiv?
Freundschaft und andere soziale Kontakte	
Partnerschaft bzw. Familie	
Sexualität	
Arbeitsleben und Beruf	
Weitere sinnstiftende Lebensbereiche, z. B. soziales Engagement	
Selbstfürsorge und Hobbys	

Ich möchte folgendes verändern:	Wie kann ich eine Veränderung erreichen?

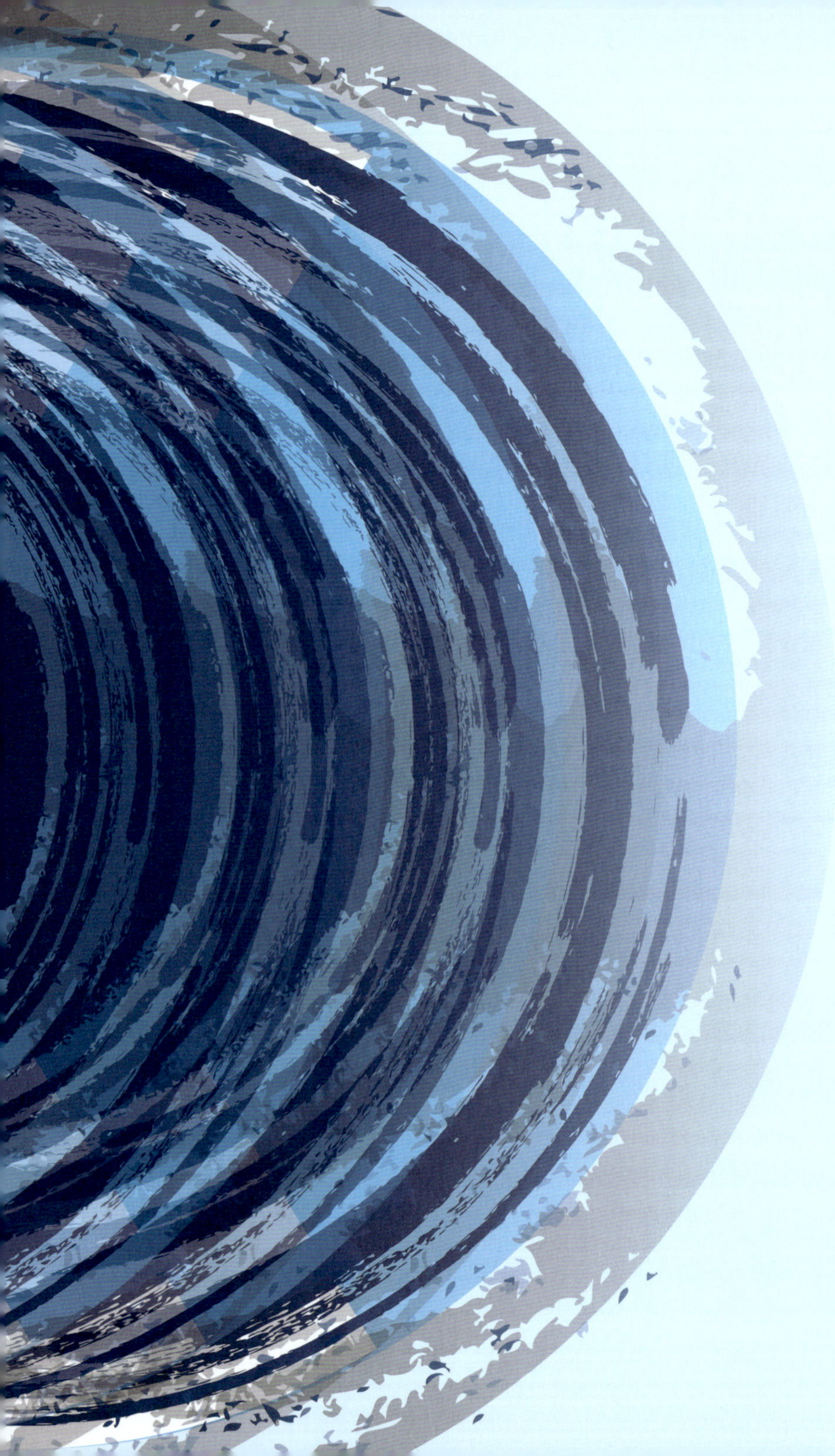

SO WIRD DER TINNITUS BEHANDELT

Neben der medikamentösen Behandlung, die vorwiegend beim akuten Tinnitus mit Hörverlust angewandt wird, stehen Medizinern und Patienten heute viele weitere Behandlungsmethoden zur Verfügung. Die wichtigsten stelle ich Ihnen in diesem Kapitel vor.

Therapie des akuten Tinnitus

Ist das Geräusch am nächsten Tag noch da, sollte der HNO-Arzt aufgesucht werden.

Wer zum ersten Mal ein Pfeifen, Brummen, Dröhnen oder Ähnliches in den Ohren oder im Kopf erlebt, kann dieses schnell als bedrohlich erleben. Ein Grund zur Panik besteht allerdings nicht! Meistens – damit meine ich in bis zu 70 Prozent der Fälle – hört das Geräusch auch ohne Behandlung wieder auf. Sie können sozusagen erst mal „darüber schlafen" und schauen, ob das Geräusch am nächsten Tag, wenn Sie ausgeruht sind, überhaupt noch da ist.

Sollte dies der Fall sein, braucht Sie das auch noch nicht aus der Fassung zu bringen. Ich empfehle dann aber eine zeitnahe HNO-ärztliche Vorstellung, um die Situation einzuschätzen und gegebenenfalls eine direkte Behandlung möglicher Ursachen einzuleiten.

So kann die Entfernung von den Gehörgang verlegendem Ohrenschmalz vielleicht schon den Tinnitus beseitigen und eine mikroskopische Beurteilung des Trommelfells z. B. eine Mittelohrentzündung oder eine Ansammlung von Flüssigkeit im Mittelohr diagnostizieren helfen. Diese Situationen können dann einer Behandlung zugeführt und damit im Weiteren auch der Tinnitus meist beseitigt werden. Ein Hörtest kann einen möglichen Hörverlust nachweisen.

Behandlung des Hörsturzes

Ein plötzlich auftretender Tinnitus kann auch Zeichen eines akuten Hörverlustes sein, der von einigen Betroffenen vielleicht gar nicht als solcher wahrgenommen wird. Findet sich keine andere erkennbare Ursache für einen solchen Hörverlust, spricht man auch von einem Hörsturz. Dieser kann verschiedene Frequenzbereich betreffen und wahrscheinlich auf unterschiedliche Art zustandekommen. Bei Tieftonhörverlust werden Druckschwankungen der Endolymphflüssigkeit im Innenohr verantwortlich gemacht. Sind andere Frequenzen betroffen, werden lokale Durchblutungsstörungen vermutet.

Die gute Nachricht: Das Hören kann sich in den meisten Fällen (über 50 Prozent) wieder spontan erholen. Entsprechend wird ein Hörsturz auch nicht als Notfall angesehen. Man kann also durchaus wenige Tage mit dem Beginn einer Therapie abwarten. Eine entsprechende zeitnahe Einschätzung eines isolierten Hörverlustes durch eine HNO-ärztliche Untersuchung mit Hörtest und Ausschluss anderer Ursachen ist aber angezeigt.

Die Therapie eines Hörsturzes sollte nach den Leitlinien der Deutschen Gesellschaft für Hals-Nasen-Ohrenheilkunde, Kopf- und Halschirurgie e.V. (DGHNO-KHC) in einer dreitägigen hochdosierten Gabe von 250 Milligramm Prednisolon (einer speziellen Cortisonart) oder einem vergleichbaren Cortisonpräparat in gleichwertiger Dosierung bestehen. Auch ein Hörverlust durch ein Knalltrauma würde analog zum Hörsturz mit Gabe von Prednisolon behandelt werden.

In frühen Phasen des Tinnitus können bereits Weichen gestellt werden, die beeinflussen, ob ein Tinnitus bald wieder aufhört oder unter Umständen chronisch wird. Die bereits erwähnten Bewertungsvorgänge in den Netzwerken des Gehirns spielen dabei eine wichtige Rolle.

Falls Sie sich also Sorgen wegen Ihres Tinnitus machen, sind diese ernst zu nehmen. Es sollte dann zeitnah eine HNO-ärztliche Untersuchung und Beratung erfolgen, um den Tinnitus realistisch einzuordnen und bestenfalls Ängste zu nehmen. Dadurch kann frühzeitig einer zunehmenden Fixierung auf das Geräusch entgegengewirkt werden.

> Ein Hörsturz ist zwar kein Notfall, sollte aber frühzeitig abgeklärt werden.

Physiotherapie und manuelle Therapie

Wenn der Tinnitus in direktem Zusammenhang nach einer Manipulation im Bereich der Halswirbelsäule entstanden ist, z. B. nach einer Massage oder längerem Überstrecken des Kopfes nach hinten, kann Fallberichten zufolge eine direkte Tinnitusbehandlung über die Therapie der HWS am ehesten in der Frühphase eines akuten Tinnitus möglich sein. Für einen chronischen Tinnitus gilt diese Möglichkeit jedoch nicht, zumal es schwierig sein dürfte, über einen längeren Zeitraum rückblickend noch ein ursächliches Ereignis zu identifizieren, das die Funktion der Halswirbelsäule beeinträchtigt und zugleich den Tinnitus ausgelöst hat.

Dies bedeutet aber nicht, dass eine Problematik im Bereich der Halswirbelsäule – unabhängig vom Tinnitus – nicht einer Behandlung zugeführt werden sollte, sei es einer physiotherapeutischen oder manuellen Therapie beziehungsweise einer Kombination aus beidem.

Bei der Physiotherapie sollen die Patienten durch überwiegend aktive Übungen, die von ihnen selbst durchgeführt werden, ihre Beweglichkeit verbessern, die Muskulatur stärken und über diesen Weg auch Schmerzen reduzieren können.

Bei der manuellen Therapie kommen spezielle Techniken zur Anwendung, über die seitens der Therapeuten versucht wird, Störungen im Bereich des Bewegungsapparates, der Muskeln und Gelenke zu ertasten und diese manuell – das heißt unter Verwendung der Hände – zu lösen.

Für die Patienten überwiegen bei einer manuellen Therapie die passiven Elemente: Sie unterstützen z. B. über Anspannung und Loslassen bestimmter Muskelpartien gegebenenfalls ihren Therapeuten. Bei der manuellen Therapie handelt es sich um eine intensive Zusatzausbildung, die sowohl von Physiotherapeutinnen und Therapeuten als auch von Ärztinnen und Ärzten absolviert werden kann.

Therapie des chronischen Tinnitus

Wenn sich aber ein Tinnitus nicht spontan wieder zurückgebildet hat und auch eine Akuttherapie der Ursachen des Tinnitus nicht zur Beseitigung desselben geführt hat, kann ein Tinnitus auch dauerhaft verbleiben und dann als chronisch gelten. Viele der Betroffenen sind dann auf der Suche nach weiteren therapeutischen Möglichkeiten. Es kommt dabei eine Kombination von therapeutischen Verfahren zum Einsatz, die unter anderem eine Beratung, die apparative Versorgung, Psychotherapie und Entspannungsverfahren beinhalten kann. Auch diese Therapien sind nach den individuellen Bedürfnissen der Betroffenen ausgerichtet.

Ich habe Ihnen nachfolgend eine Übersicht dieser Ansätze zusammengestellt. Diese wurden in Anlehnung an die entsprechenden Leitlinien der DGHNO-KHC sowie die europäische Leitlinie einer kurzen Bewertung unterzogen und auch mit persönlichen Anmerkungen kommentiert.

Medikamentöse Therapie

Im Gegensatz zum akuten Tinnitus mit Hörverlust ist bei einem chronischen Tinnitus eine medikamentöse Therapie als direkte Behandlungsmaßnahme nicht sinnvoll. Dies spiegelt sich auch in den aktuellen medizinischen Leitlinien zur Tinnitusbehandlung wider, sei es in der deutschen oder auch der europäischen. Die aktuelle Studienlage lässt eigentlich keine zwei Meinungen zu: Es existiert kein Medikament gegen einen chronischen Tinnitus, zumindest keines, das eindeutig hilft.

> Bei einem chronischen Tinnitus ist eine medikamentöse Therapie nicht sinnvoll.

Ein Beispiel stellt das Betahistin dar, dessen Wirksamkeit in der Therapie des chronischen Tinnitus nach aktueller Studienlage nicht nachgewiesen werden konnte. Und trotzdem werden in England pro Jahr 100.000 Rezepte über Betahistin zur Tinnitustherapie ausgestellt. Auch in Deutschland ist dies manchmal der

Fall, obwohl Betahistin hierzulande eher zur Behandlung des Anfallsschwindels Morbus Menière eingesetzt wird, allerdings ebenfalls ohne entsprechenden Beweis der Wirksamkeit.

Bei Ginkgo biloba, einem Trockenextrakt aus den Blättern des Ginkgobaumes, konnten verschiedene Studien ebenfalls keine Wirksamkeit feststellen. Das Arzneimittel wird in Deutschland trotzdem bei Tinnitus immer noch recht häufig verschrieben, wie ich auch anhand von Medikamentenplänen von Patienten feststellen konnte, die zu uns in die Klinik kommen. Vorsicht ist bei Ginkgo geboten, wenn andere Medikamente eingenommen werden, welche die Blutgerinnung beeinflussen. Ginkgopräparate können die Wirkung dieser Medikamente verstärken.

Eine Gabe von Steroiden, das heißt Cortisonpräparaten, wird beim chronischen Tinnitus nicht empfohlen.

Begleitende Erkrankungen wie beispielsweise Depressionen können aber gegebenenfalls mit Antidepressiva behandelt werden.

Rauschgeräte (Noiser)

Zur Unterdrückung des Tinnitus werden manchmal Geräte eingesetzt, die ein Rauschen abgeben, um vom eigenen Ohrgeräusch abzulenken, aber auch eine bessere Gewöhnung an den Tinnitus zu fördern. Bei dem Rauschen handelt es sich um ein sogenanntes breitbandiges Rauschen mit gleichmäßiger Energieverteilung. Teilweise sind diese auch als Noiser oder Tinnitusgerät bezeichneten Geräte mit der Funktion eines Hörgerätes kombiniert.

Hierbei ist grundsätzlich zu hinterfragen, ob solche Geräte nur bei Normalhörigkeit oder bei einer gleichzeitig bestehenden Schwerhörigkeit eingesetzt werden sollten. Meine Empfehlung: Bei Schwerhörigkeit sollte unbedingt eine Versorgung mit einem Hörgerät bevorzugt werden.

Fehlen auch für die Wirksamkeit eines Rauschgerätes bei Normalhörigkeit ausreichende wissenschaftliche Belege (siehe auch

Tinnitus-Retraining-Therapie), so berichten im Einzelfall verschiedene Patienten dennoch, von einer solchen Versorgung zu profitieren.

Langfristig lässt die Akzeptanz von Noisern häufig nach. Teilweise wird für Rauschgeräte auch der Begriff Masker oder Tinnitusmasker verwendet, wobei es eher gerade nicht darum geht, durch möglichst viel Außengeräusch den Tinnitus zu übertönen. Prinzipiell wäre ein Noiser auf diese Art programmierbar, das bedeutet: Rein äußerlich ist ein Noiser von einem Masker nicht zu unterscheiden.

Die Lautstärke wird beim Noiser aber so eingestellt, dass der Tinnitus weiterhin – wie die Spitze eines Eisbergs über Wasser zu sehen ist – zu hören bleibt. Da aber der größte Anteil des eigenen Tinnitus überdeckt wird, erscheint das Ohrgeräusch weniger belastend beziehungsweise bedrohlich. Man kann sich dies auch so vorstellen: In einem hellen Raum erscheint eine einzelne Lampe auch weniger hell als im Dunkeln und blendet nicht.

> Rauschgeräte haben heutzutage in der Therapie an Bedeutung verloren.

Einige wichtige Gesichtspunkte sind bei der Therapie mit Rauschgeräten zu beachten:

- möglichst offene Versorgung, um die Kommunikation nicht zu stören
- Mindesttragedauer von sechs Stunden über den Tag verteilt
- in der Regel sollten beide Ohren versorgt werden (eine einseitige Versorgung bei einseitigem Tinnitus ist aber möglich)
- erste Erfolge frühestens nach zwei bis drei Monaten zu erwarten, häufig erst nach sechs Monaten bis zu einem Jahr
- Gerät vor allem in Perioden akustischer Stille benutzen, weniger bei ständigen Umgebungsgeräuschen
- das therapeutische Rauschen sollte leiser als der Tinnitus eingestellt werden

Ein akustisches Einbetten des Tinnitus kann sicherlich auch durch andere Möglichkeiten als einen Noiser geschehen, z. B.

über MP3-Player beziehungsweise mithilfe von Smartphones und der Nutzung von Kopfhören – auch kabelfrei. Dabei kann wiederum ein spezielles Rauschen eingesetzt, es können aber auch Naturgeräusche verwendet werden.

Abends zum Einschlafen bietet sich zur akustischen Verdeckung beziehungsweise Einbettung auch die Verwendung eines speziellen festeren, anatomisch geformten Kissens an, in dem ein Lautsprecher integriert ist. Diese Kissen werden auch als Musikkissen bezeichnet und können an verschiedene Abspielgeräte angeschlossen werden.

Hörgeräte

Ist ein relevanter Hörverlust vorhanden, ist es sinnvoll, auf dem betroffenen Ohr ein Hörgerät zu testen. Im Rahmen der Testung kann sich zeigen, inwieweit Sie von einer Hörgeräteversorgung auch hinsichtlich des Tinnitus profitieren können. Vielleicht können Sie Ihre Mitmenschen im Alltag mithilfe des Gerätes besser verstehen, vor allem, wenn Sie sich in einer Gruppe von mehreren Menschen befinden und zusätzlich Umgebungsgeräusche hinzukommen. Hier kommen Menschen mit einer Schwerhörigkeit rascher an ihre Grenzen.

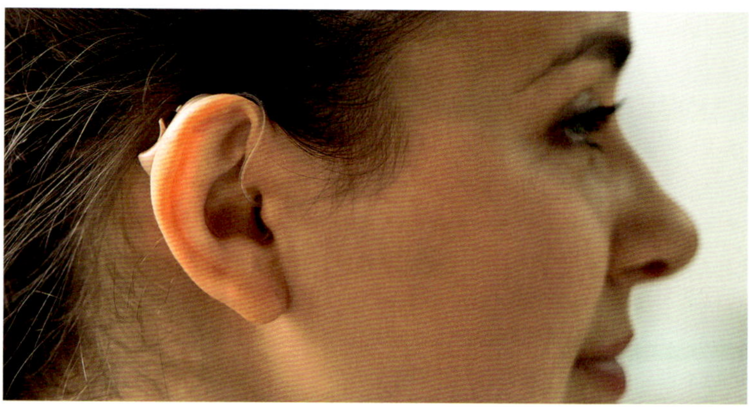

Hörgerät-Versorgung bei Tinnitus

Zum anderen kann es durch ein Hörgerät auch zu Verdeckungseffekten auf den Tinnitus kommen. Durch den insgesamt wieder verbesserten Informationsfluss aus dem Innenohr in die weitere Hörverarbeitung hinein verbessert sich auch der Ablauf der normalen Hörvorgänge.

Der therapeutische Effekt tritt also durch den von außen kommenden, durch das Hörgerät verstärkten Schall ein, in Phasen ruhiger Umgebung möglicherweise durch das Eigenrauschen des Hörgeräts.

Wissenschaftlich beschrieben ist (2008), dass nach circa vierwöchiger Hörgeräteerprobung circa 60 Prozent der Patienten mit einem dekompensierten chronischen Tinnitus eine deutliche Reduktion der Tinnitusbelastung erfahren. 30 Prozent der Patienten bemerken keine Wirkung auf den Tinnitus und circa zehn Prozent fühlen sich mit Hörgeräten stärker belastet als ohne Geräte. Dies entspricht auch in etwa meiner klinischen Erfahrung.

Beispiel aus meiner Praxis

Herr M. ist 48 Jahre alt und hat seit circa fünf Jahren einen rechtsseitigen Tinnitus. Er kommt zur Behandlung in die stationäre Rehabilitation. Dort fällt in der Eingangsdiagnostik eine rechtsseitige Schallempfindungsschwerhörigkeit im Hochtonbereich auf bis zu 40 Dezibel verschlechterter Hörschwelle auf. Diese Schwerhörigkeit war bisher kaum im Alltag aufgefallen. Probeweise wird Herr M. mit einem Hörgerät auf der rechten Seite versorgt. Bereits kurz darauf berichtet er, dass er bei Tragen des Hörgerätes seinen Tinnitus nur noch sehr selten wahrnehme. Abends, wenn er das Gerät vor dem Schlafengehen ablege, falle ihm allerdings auf, dass das Geräusch dann wieder stärker auftrete.

> Hörgeräteakustiker beraten hinsichtlich eines individuell passenden Hörgerätes.

Das Phänomen, dass ein Tinnitus nach Ablegen des Hörgeräts in einigen Fälle stärker erscheint, ist folgendermaßen zu erklären: Der Tinnitus ist tagsüber deutlich weniger beziehungsweise vielleicht sogar gar nicht wahrnehmbar. Fallen diese Verdeckungseffekte weg, erscheint der Tinnitus dann durch den Kontrast zu der vorher fast nicht vorhandenen Wahrnehmung relativ laut. Dabei war das Geräusch vor dem Start der Versorgung mit Hörgeräten gegebenenfalls genauso intensiv – nur dauerhafter.

Tinnitusinstrumente: Liegt bei einem Tinnitus gleichzeitig eine Hörminderung vor und kann mit Hörgeräten alleine keine ausreichende therapeutische Wirkung auf den Tinnitus erzielt werden, kann ein sogenanntes Tinnitusinstrument zur Versorgung zum Einsatz kommen. Es handelt sich um ein kombiniertes Gerät, das über eine Hörgerätefunktion und einen integrierten Rauschgenerator verfügt. Der Rauschpegel kann bedarfsgerecht eingestellt werden. Hierbei ist zu beachten, dass das Rauschen in kommunikativen Situationen das Verstehen stört und nur in akustisch ruhigen Situationen zum Einsatz kommen sollte.

Brauche ich Hörgeräte?

Sie haben einen Hörtest durchführen lassen und es wurde eine Hörminderung festgestellt. Wann ist nun die Versorgung mit einem beziehungsweise zwei Hörgeräten angezeigt oder sinnvoll? Dies sollten Sie mit ihrem Hals-Nasen-Ohrenarzt genau besprechen.

Gar nicht einmal so selten kommt es vor, dass Patienten berichten, ihnen sei von ihren Ärzten vermittelt worden, ihr Hörverlust sei altersgerecht und nicht versorgungsbedürftig. Dies trifft aber so nicht immer zu, zumal ja auch altersentsprechende Hörverluste bei entsprechender Indikation sehr wohl einer Versorgung zugeführt werden sollten.

Der Weg zur Versorgung mit Hörgeräten: Es gibt genaue Regularien, die festlegen, wann ein Hörgerät aufgrund einer Schwerhörigkeit verordnungsfähig ist. Hier ist ebenfalls geregelt, dass ein Hörgerät auch zur Behandlung eines Tinnitus verordnet werden kann beziehungsweise bei entsprechend schlechtem Hören sogar vor dem Versuch einer Therapie mit einem Tinnitusinstrument (Kombigerät) zur Tinnitusbehandlung angepasst werden sollte.

Hörgeräte werden zu den medizinischen Hilfsmitteln gezählt. Die Hilfsmittel Richtlinien des Gemeinsamen Bundesausschusses (G-BA), neben unabhängigen Mitgliedern bestehend aus Vertretern der Krankenkassen und der Kassenärztlichen Bundesvereinigung (KBV) sowie der Deutschen Krankenhausgesellschaft e.V. (DKG) und Kassenzahnärztlichen Bundesvereinigung (KZBV), legen die Kriterien für die Verschreibung von Hörgeräten fest.

Auszug aus den Hilfsmittel Richtlinien des G-BA (Stand März 2021*)

§ 21 Beidohrige Hörgeräteversorgung

Die Regelversorgung ist die beidohrige Versorgung. Voraussetzung für eine beidohrige Hörgeräteversorgung ist, dass

– der tonaudiometrische Hörverlust (DIN ISO 8253-1) auf dem besseren Ohr mindestens 30 Dezibel (dB) in mindestens einer der Prüffrequenzen zwischen 500 und 4000 Hertz (Hz) und

– sprachaudiometrisch die Verstehensquote auf dem besseren Ohr mit Kopfhörern bei Verwendung des Freiburger Einsilbertests bei 65 dB nicht mehr als 80 Prozent beträgt. [...]

§ 22 Einohrige Hörgeräteversorgung

(1) Voraussetzung für eine einohrige Hörgeräteversorgung ist, dass

– der tonaudiometrische Hörverlust auf dem schlechteren Ohr mindestens 30 dB in mindestens einer der Prüffrequenzen zwischen 500 und 4000 Hz und

– sprachaudiometrisch die Verstehensquote auf dem schlechteren Ohr mit Kopfhörern bei Verwendung des Freiburger Einsilbertests bei 65 dB nicht mehr als 80 Prozent beträgt. [...]

▶▶

§ 24 Tinnitusgeräte
(1) Im Falle eines chronischen behandlungsbedürftigen subjektiven Tinnitus ist bei Nichtvorliegen einer versorgungspflichtigen Hörstörung ein Tinnitusgerät nach durchgeführter Bestimmung der Tinnitusfrequenz und Messung der Tinnitusverdeckbarkeit verordnungsfähig.
Bei gleichzeitigem Vorliegen einer Hörstörung ist eine Verordnungsfähigkeit eines kombinierten Tinnitusgerätes/Hörgerätes (Tinnitusinstruments) nur dann möglich, wenn die Hörgeräteversorgung allein zur Minderung der Tinnituswahrnehmung nicht ausreicht.
(2) Bei Tinnitusgeräteversorgungen soll sich die Fachärztin oder der Facharzt nach einer Erprobungsphase von mindestens vier Wochen davon überzeugen, dass der oder die Versicherte das Gerät seinem Therapiekonzept entsprechend trägt und hierdurch eine subjektive Linderung der Tinnituswahrnehmung erlebt.

*zuletzt geändert am 18. März 2021, veröffentlicht im Bundesanzeiger (BAnz AT 15.04.2021 B3), in Kraft getreten am 1. April 2021

Nicht immer wird ein Hörverlust ausreichen, um allein für sich eine Hörgeräteversorgung zu rechtfertigen. Besteht aber ein chronischer Tinnitus, kann trotzdem die Versorgung mit einem Hörgerät angezeigt sein.

Eine Hörgeräteanpassung kann bei Tinnitus und Schwerhörigkeit bei vielen Betroffenen die Tinnitusbelastung reduzieren.

Wie gestaltet sich nun der weitere Ablauf, wenn HNO-ärztlicherseits der Bedarf für ein Hörgerät festgestellt wurde? Sie erhalten von Ihrem Arzt eine Verordnung, auf der Ihr Hörverlust durch Ihre Hörkurve dargestellt ist. Mit dieser Verordnung suchen Sie einen Hörgeräteakustiker auf, der Sie einerseits berät und nach Klärung von ersten Fragen – unter anderem zu besonderen gewünschten Merkmalen Ihrer zukünftigen Hörgeräte – Ihnen ein beziehungsweise zwei Geräte anhand Ihres Hörtestes einstellt.

Die grundsätzliche Handhabung der Geräte wird erklärt. Sie sollten einen sicheren Umgang mit den Geräten haben: von der

Einstellung der Lautstärke über das Einsetzen der Batterien bis hin zum Einsetzen der Geräte ins Ohr beziehungsweise in den Gehörgang. Nur wenn diese Abläufe ohne größere Probleme funktionieren, werden Sie die Geräte akzeptieren. Ansonsten dürfte schnell Unzufriedenheit entstehen, die vielleicht sogar dazu führt, dass die Geräte nicht getragen werden.

Bei einem stärkeren Hörverlust wird die Grundlautstärke der Geräte meist erst einmal nicht so laut eingestellt, wie es am Ende für ein optimales Hörerlebnis erforderlich ist. Eine Einstellung auf die sogenannte Zielverstärkung würde zu Beginn einer Hörgeräteerprobung die Benutzer meist überfordern, weil ein zu lauter Höreindruck entsteht, der unangenehm empfunden wird.

Es bedarf einer Gewöhnung der Hörverarbeitung an die Geräte beziehungsweise an die Verstärkung, damit es zu einem angenehmen Hörerlebnis kommen kann. Die Geräte sollten dann regelmäßig im Alltag getragen werden, um die Gewöhnung zu erleichtern und ein Gefühl für den Nutzen in den verschiedenen Alltagssituationen zu bekommen.

In einem Hörtest mit den Hörgeräten wird bei einer entsprechenden Schwerhörigkeit überprüft, ob ein ausreichender Gewinn beim Verstehen im Vergleich zur unversorgten Situation erreicht wird. Dies wird dann vom HNO-Arzt dokumentiert und ist Grundlage für eine Kostenübernahme durch die Krankenversicherung.

Wenn nur eine Seite von einem Hörverlust und Tinnitus betroffen ist, wird die Gegenseite nicht mit einem Hörgerät versorgt. Liegt auf der nicht von einem Tinnitus betroffenen Seite jedoch ein Hörverlust vor, der nach Hilfsmittel Richtlinie noch keine Hörgerätindikation darstellt, kann es trotzdem sinnvoll sein, auch diese Seite mit einem Hörgerät zu versorgen. Dies gilt dann, wenn die Seite mit Tinnitus bereits versorgt ist. Nicht selten kann der Tinnitus ansonsten die Seite wechseln.

Ex-Hörer-System: In der Praxis wird ein Tinnitus eher mit einem sogenannten Ex-Hörer-System versorgt. Das eigentliche – meist sehr kleine – Hörgerät wird dabei hinter dem Ohr getragen, der Lautsprecher ist aus dem Gerät ausgelagert und wird im Gehörgang positioniert.

Dadurch ist die akustische Übertragung besonders im Hochtonbereich günstiger. Es gibt weniger Rückkopplungen und unangenehme Verschlusseffekte (durch Abdichtung des Gehörgangs über Ohrpassstücke im Gehörgang) fallen geringer aus.

Ein Hörverlust im Tieftonbereich ist in der Regel schwieriger zu versorgen. Verstärkt hier ein Hörgerät diese Frequenzbereiche, werden neben Hörinformationen für die Spracherkennung auch Störlärmanteile der Außenwelt sehr stark hervorgehoben. Dies kann eher irritierend wirken und bei der Kommunikation sogar stören.

Geben Sie nicht gleich auf und brechen Sie die Erprobung nicht vorschnell ab, wenn Sie offensichtlich mit den Ihnen zur Verfügung gestellten Hörgeräten nicht zurechtkommen. Notieren Sie Ihre Probleme und Höreindrücke für einen entsprechenden Kontrolltermin. Je genauer Sie beschreiben können, was Sie im Einzelnen im Rahmen der Erprobung gestört hat oder positiv war, desto gezielter kann Abhilfe geschaffen und die Erprobung doch noch zum Erfolg werden.

Wie so häufig in der Hörverarbeitung muss das Gehirn lernen, störende Geräusche auszublenden – in diesem Fall Geräusche, die Sie ohne eine Hörgeräteversorgung gar nicht mehr wahrnehmen konnten. Vergessen Sie zudem nicht, dass Sie auch mit Hörsystemen weiterhin eine Hörbehinderung haben und ein Hören wie vor Auftreten der Hörminderung unrealistisch ist.

Cochlea-Implantat

Sollte eine Schwerhörigkeit so weit fortgeschritten sein, dass eine Versorgung mit Hörgeräten nicht mehr sinnvoll möglich ist, kommt für Sie vielleicht auch eine Versorgung mit einem Cochlea-Implantat (auch CI genannt) infrage. Dabei handelt es sich um eine Hörprothese – also einen echten Ersatz eines Sinnesorgans –, die anders als Hörgeräte operativ eingesetzt werden muss, um die nicht mehr funktionierenden Strukturen des Innenohres zu ersetzen.

Hörprothesen, die einen echten Ersatz für das Sinnesorgan bieten: Cochlea-Implantate.

Das Cochlea-Implantat besteht aus dem eigentlichen Implantat mit einem Elektrodenträger, auf dem die je nach Hersteller unterschiedliche Anzahl von Elektrodenkontakten aufgebracht ist. Die Elektrode des Implantates wird in die Hörschnecke eingeführt und kann dann direkt den Hörnerv reizen – und damit wieder ein Hören und Verstehen ermöglichen.

Das Implantat wird dabei so eingesetzt, dass es unter intakter Kopfhaut einige Zentimeter hinter und über der jeweiligen Ohrmuschel liegt. Die Energieversorgung erfolgt über Batterien oder Akkus, die im sogenannten Sprachprozessor untergebracht sind. Dieser wird hinter dem Ohr getragen und ist über Kabel mit einer Spule, auch Antenne genannt, verbunden. Diese wiederum wird per Magnet von außen am Implantat gehalten.

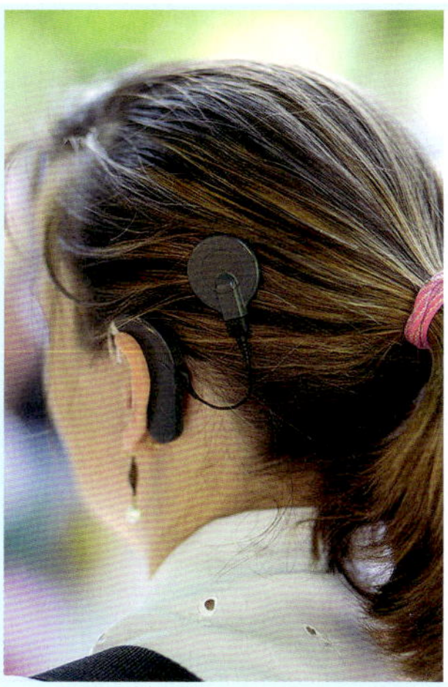
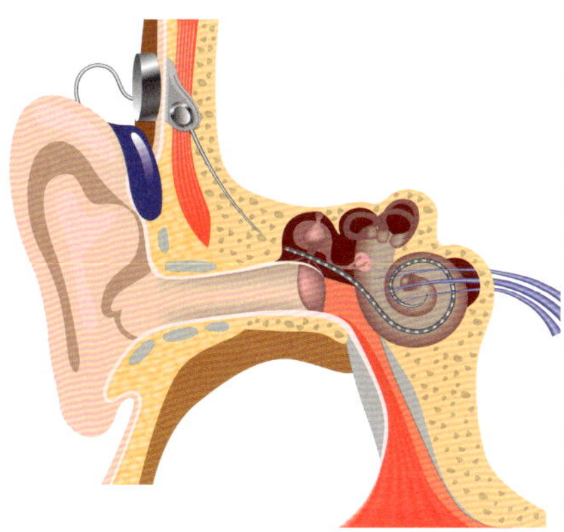

Links: Frau mit Cochlea-Implantat; rechts: Die Elektrode des Implantates wird in die Hörschnecke eingesetzt

Der Sprachprozessor hat als wichtigste Aufgabe die Umwandlung der Schallwellen in elektrische Impulsmuster, die über die Spule dann an das Implantat weitergegeben werden. Diese Impulsmuster können nach einer Lernphase wieder Sprachinformationen zugeordnet und verstanden werden. Ein Hören und Sprachverstehen sind wieder möglich. Auch die Stromversorgung des Implantats erfolgt über die Spule durch Hochfrequenzimpulse.

Die Behandlung ist vorrangig auf die Wiederherstellung des Hörvermögens ausgerichtet. Durch die Einspeisung bisher nicht vorhandener Informationen in die Hörverarbeitung kann aber auch ein Tinnitus günstig beeinflusst und in einigen Fällen sogar völlig zum Verschwinden gebracht werden. Es gibt aber auch seltene Fälle, in denen trotz Taubheit kein Tinnitus vorlag, und in denen sich erst nach einer Cochlea-Implantation entweder für einige Zeit oder auch dauerhaft ein Tinnitus entwickelt hat.

Prinzipiell kommt ein Cochlea-Implantat dann infrage, wenn der Hörnerv und der nachgeordnete Teil der Hörverarbeitung intakt sind. Einschränkend ist zu erwähnen, dass taube Betroffene das Verstehen meist schwieriger wieder lernen, wenn der Zeitpunkt der Ertaubung sehr lange (mehrere Jahrzehnte) zurückliegt. Wenn aber das Ohr bereits irgendwann halbwegs gut gehört hat, ist meist ein Erfolg zu erwarten.

Die Operation selbst ist ein heutzutage gut etabliertes Verfahren. Es handelt sich dabei nicht – wie viele Menschen denken – um eine Operation am Gehirn, sondern einen Eingriff am Innenohr. Dieser erfolgt in Vollnarkose und ist in der Regel mit einem kurzen Krankenhausaufenthalt von wenigen Tagen verbunden. Die Kostenübernahme erfolgt über die Krankenkasse, auch die Versorgung mit Batterien oder Akkus zur Energieversorgung der Geräte. Dies ist übrigens anders als bei Hörgeräten, bei denen die Kosten für die Batterien bei Erwachsenen nicht von den Kassen übernommen werden.

Audiotherapie

Bei einer Audiotherapie, die auch oft als Hörtherapie bezeichnet wird, sollen durch gezielte Übungen Fähigkeiten der zentralen Hörverarbeitung trainiert werden: z. B. das Richtungshören oder Hören im Störlärm – mit oder ohne Hörgeräte. Mithilfe dieses Vorgehens soll quasi ein „Überhören" des eigenen Tinnitus erreicht werden.

Bei der Audiotherapie werden Phänomene der Hörverarbeitung praktisch erlebbar gemacht und es wird alltagsnah an Problemlösungen gearbeitet.

Gerade nach einer Versorgung mit Hörgeräten oder Cochlea-Implantaten sind entsprechende ganzheitlich orientierte Trainingsmaßnahmen sehr hilfreich und es gibt Hinweise, dass diese Übungen auch die Tinnitusbelastung verbessern können.

Des Weiteren sollen Gedanken, körperliche Reaktionen und Reaktionen auf der Gefühlsebene auf bestimmte Geräusche erfahrbar gemacht werden. Weitere Bestandteile der Audiotherapie sind unter anderem eine Problemanalyse eigener Hörsituationen im Alltag, die Akzeptanz des Ohrgeräusches beziehungsweise des Hörvermögens oder auch der Umgang mit einer Geräuschüberempfindlichkeit.

Das Ziel ist die Gewöhnung an den Tinnitus sowie die positive Umbewertung von Geräuschen. Die Betroffenen sollen den Tinnitus also nur im Hintergrund wahrnehmen und im Alltag weniger dominant erleben. Auch sollen Angst und Hilflosigkeit im Zusammenhang mit dem Tinnitus vermindert und damit ebenfalls die eigenen Möglichkeiten der Kommunikation mit anderen – von Hören und Verstehen – verbessert werden. Dabei sind hör- und audiotherapeutische Übungen Bestandteil der meisten komplexeren Tinnitusbehandlungen wie auch einer Rehabilitation erwachsener hörgeschädigter Menschen.

Tinnitus-Retraining-Therapie

Die aus dem angloamerikanischen Raum stammende Tinnitus-Retraining-Therapie (TRT) nach Jastreboff und Hazell wurde erstmals in den 1990er Jahren des vergangenen Jahrhunderts vorgestellt und seitdem immer wieder weiterentwickelt. Das ursprüngliche Therapiekonzept beinhaltet als zentrale Elemente eine Erhebung der Krankengeschichte bezüglich des Ohrgeräusches, eine Aufklärung und Beratung zum Tinnitus (Counselling) und eine Behandlung mit einem Soundgerät, einem Noiser mit Breitbandrauschen (siehe Seite 58). Diese Originalversion einer TRT gehört also zu den eher apparativen Therapien mit dem Ziel einer Gewöhnung an das Ohrgeräusch.

Die Tinnitus-Retraining-Therapie in ihrer klassischen Form wurde hierzulande von der Tinnitus Bewältigungstherapie abgelöst.

Die Therapieform wurde im deutschsprachigen Raum durch kognitive verhaltenstherapeutische Elemente erweitert und in der Regel durch ein Team aus Arzt, Psychologe und Hörgeräteakustiker durchgeführt. Dies trifft auch für die TRT nach ADANO zu. ADANO steht für Arbeitsgemeinschaft deutschsprachiger Audiologen, Neurootologen und Otologen und vereint Ärzte, Therapeuten und Wissenschaftler aus verschiedenen Ländern, in denen Deutsch gesprochen wird, z. B. aus Deutschland, Österreich und der Schweiz. Zur Abgrenzung von der ursprünglichen Therapieform der TRT wird daher heute von einer Tinnitus Bewältigungstherapie gesprochen, kurz TBT.

Auf die Verwendung von Noisern kann bei einer TBT meist verzichtet werden, da sich keine Vorteile ergeben, wie Studien unter anderem im Jahr 2002 belegen konnten. Mit der Erkenntnis, dass das Benutzen von Rauschgeräten (Noisern) keinen nachweisbaren Nutzen innerhalb des Therapiesettings hat, bleiben als Elemente die Aufklärung und Beratung und eine kognitive Verhaltenstherapie (siehe Seite 71).

Im Fokus einer Tinnitus Bewältigungstherapie steht der aktive Patient, der therapeutisch lediglich begleitet wird. Es gilt herauszufinden, was beispielsweise Trigger für den Tinnitus im Alltag sind, wie etwa Stress oder bestimmte Situationen in Beruf und Freizeit. Schwerpunkte, deren Veränderung erarbeitet wird, sind damit weniger der Tinnitus selbst als vielmehr emotionale Themen wie auch Angst oder ein Verlust (Trauerarbeit), die ihrerseits den Tinnitus verstärken. Nur wenn auslösende negative Emotionen erkannt werden, lassen sie sich auch verändern – und damit das Tinnituserleben.

Die TBT weist deutliche Überschneidungen zur kognitiven Verhaltenstherapie auf, berücksichtigt aber auch sehr stark die Aspekte der Versorgung mit Hörgeräten zur (Teil-)Verdeckung der Ohrgeräusche bei Hörverlusten. Diesem Umstand wird durch die Behandlung der Patienten in einem Team Rechnung getragen, dessen Teammitglieder entsprechend eng zusammenarbeiten. Die Deutsche Tinnitus-Liga hält für ihre Mitglieder eine Liste entsprechender Therapeuten und Behandlungszentren bereit.

Kognitive Verhaltenstherapie

Je größer die Bedeutung ist, die wir einem Tinnitus beimessen, desto eher besteht das Risiko, dass er in höheren Hirnzentren als Dauerton fixiert wird. Ohrgeräusche können sich also quasi verselbstständigen. Hier setzen psychiatrische und psychotherapeutische Therapieverfahren wie die kognitive Verhaltenstherapie (KVT) an.

Sie fußt auf der Tatsache, dass unsere Gedankenmuster, unsere Gefühle, aber auch unser Verhalten im Wesentlichen auf Lernerfahrungen beruhen. Mit der KVT werden Menschen dabei unterstützt, ungünstige Denkmuster zu erkennen und damit in Zusammenhang stehende Gefühlszustände und Verhaltensweisen aktiv zu verändern. Die kognitive Verhaltenstherapie bedient sich der Korrektur von falschen Annahmen und Verknüpfungen. Der Begriff kognitiv stammt aus dem Lateinischen und bedeutet „die Erkenntnis betreffend“.

Übergeordnete Ziele der KVT sind:

- die Unterstützung der Patienten bei der Bewältigung des Tinnitus
- Informationsvermittlung zu bewältigungsorientierten Strategien des Umgangs mit dem Tinnitus
- Förderung der Toleranzentwicklung und Gewöhnung an den Tinnitus

Bei der KVT erkennen und verstehen Sie Ihre Reaktionsmuster und Mechanismen besser.

Die Betroffenen gewinnen neue Erkenntnisse beziehungsweise sie erkennen und verstehen ihre bisher greifenden Reaktionsmuster und Mechanismen besser. Dabei wird vor allem Bezug auf aktuelle Probleme und Prozesse genommen. Weniger wird versucht, die Vergangenheit zu analysieren.

Typisch ist die Einbeziehung von Verhaltensexperimenten, um den Wahrheitsgehalt ungünstiger Gedanken und Annahmen zu überprüfen. Es soll greifbar werden, wie sich sowohl negative als auch positive Wertungen auf das eigene Erleben und Empfinden auswirken. Eine auslösende Wahrnehmung wäre beispielsweise: „Mein Tinnitus ist heute besonders intensiv."

Ein sich daraus ergebener negativer Gedanke könnte sein: „Der Tinnitus stört die Konzentration. Ich werde heute nicht gut arbeiten können." Eine sich daran anschließende katastrophisierende Gedankenkaskade wäre: „Wenn ich nicht gut arbeiten kann, verliere ich meinen Job. Dann ist mein Leben ruiniert." Dies wiederum kann zu Ängsten, Verzweiflung und noch stärkerer Fokussierung auf den Tinnitus führen.

Bereits zu Beginn der negativen Gedanken sollten Sie daher ein Stopp einbauen und dann eine Prüfung vornehmen, wie realistisch die Gedanken sind – und falls überhaupt realistisch, wie wahrscheinlich. Durch alternative hilfreiche Gedanken kann gegebenenfalls das negative Szenario abgebremst oder verhindert werden.

Beispiele für hilfreiche Gedanken:

- „Mein Tinnitus war schon häufiger vergleichbar stark, ich habe diese Tage mit dem Tinnitus aber bewältigt."
- „Ich kann auch mit dem Tinnitus noch einiges erreichen."
- „Ein schwieriger Tag wirft mich nicht aus der Bahn."

Zu verhindern gilt es also, in einen sich selbst verstärkenden Kreislauf zu geraten, in dem es nur noch um Einschränkungen durch den Tinnitus geht, was wiederum zu mehr Aufmerksamkeit auf den Tinnitus führt. Es geht nicht darum, negative Gedanken komplett zu vermeiden, sondern kritischer mit diesen umzugehen und die Gedanken in eine konstruktive hilfreiche Richtung zu lenken.

Beispiele für zielführende Fragen:

- „Sind diese Gedanken realistisch?"
- „Welche Konsequenzen haben diese Gedanken?"
- „Wie hilfreich sind diese Gedanken und was wäre hilfreicher als das?"
- „Was würde ich einem guten Freund mit diesen Gedanken raten?"
- „Was würde sich ändern, wenn ich einen hilfreicheren Gedanken finde?"

In Studien zeigte sich die kognitive Verhaltenstherapie im Vergleich zu einer Kontrollgruppe mit keiner Intervention als überlegen. Auch gegenüber der klassischen Tinnitus-Retraining-Therapie inklusive Rauschgeräten (siehe Seite 58) schnitt die KVT besser ab.

Eine Verhaltenstherapie kann prinzipiell ambulant oder stationär durchgeführt werden. Unabdingbare Voraussetzung für ein derartiges Therapieverfahren ist, dass sich die Betroffenen auf die Therapie und das zugrunde liegende Modell einlassen und bereit sind, ihre Sichtweisen zu verändern.

Eine kritische Bemerkung sei erlaubt: Auch bei Durchführung einer KVT sollte die Hörsituation der Betroffenen parallel weiter betreut werden. Über eine Versorgung einer gegebenenfalls vorliegenden Schwerhörigkeit, die Würdigung der mit der Schwerhörigkeit verbundenen Kommunikationsprobleme und der entsprechenden psychischen Auswirkungen kann mitunter eine entscheidende Hilfe bereitgestellt werden. Diese lässt für einige Betroffene die Bedeutung der Verhaltenstherapie sogar in den Hintergrund zurücktreten.

Eine kognitive Verhaltenstherapie fördert Toleranz und Gewöhnung an den Tinnitus.

Teil der Verhaltenstherapie kann durchaus sein, dem Tinnitus eine neue positivere Bewertung zukommen zu lassen. Der Gedanke, dass der Tinnitus bei der körpereigenen Reaktion zur Verbesserung einer Schwerhörigkeit beteiligt ist, lässt den Tinnitus vielleicht in einem anderen, helleren Licht erscheinen. Der Tinnitus muss aber nicht Ihr Freund werden. Einige Betroffene schreiben dem Tinnitus z. B. eine Warnfunktion zu, die eine Überlastung anzeigt und zu einer Pause oder Auszeit aufruft.

Hier bietet sich das Bild eines pfeifenden Wasserkessels an, der unter Druck steht und von der Herdplatte genommen beziehungsweise dessen Ventil geöffnet werden sollte. Stellen Sie sich an dieser Stelle doch selbst einmal die Frage: *„Welche Botschaft könnte mir mein Tinnitus mit auf den Weg geben wollen?“*

Es sollte aber auch immer eine mögliche Funktionalisierung beachtet werden, wenn der Tinnitus zum Instrument werden kann, bestimmte Interessen durchzusetzen. Wird dem Tinnitus etwa eine entsprechende Bedeutung zugesprochen, fallen eine Gewöhnung und ein „Überhören“ schwer. Weitere Funktionalisierungen könnten die Funktion als Sündenbock sein.

Der Tinnitus kann auch zur Verdeckung anderer Probleme dienen, denen sich die Betroffenen nicht stellen wollen. Auch kann der Tinnitus die Funktion erhalten, selbst mehr Aufmerksamkeit und Hinwendung zu bekommen. Dies wird auch als sekundärer Krankheitsgewinn bezeichnet.

Spezielle Gesundheitsapps

Ein nicht unerhebliches Problem bei der Umsetzung der Empfehlung zu einer Psychotherapie und insbesondere einer tinnitusspezifischen kognitiven Verhaltenstherapie ist deren Verfügbarkeit. Nicht erst seit Beginn der Coronapandemie gewinnen auch internetbasierte Therapien und Gesundheitsapps an Bedeutung, dies betrifft auch den Tinnitus. Es gibt hier eine Reihe von Ansätzen, die auch teilweise verhaltenstherapeutische Elemente beinhalten.

Eine Studie aus dem Jahr 2020 verglich 34 englischsprachige Apps gegen Tinnitus. Es wurde praktisch allen Apps ein gewisser technischer Wert zugesprochen, jedoch wurden nicht alle als gut bewertet. Zudem boten nur sieben dieser Apps überhaupt einen wissenschaftlichen Nachweis einer Wirksamkeit.

Das Angebot geht dabei von Apps mit Ansätzen der kognitiven Verhaltenstherapie bis hin zu Apps, die Geräusche zur Verfügung stellen. Damit unterscheiden sich die Apps jedoch recht stark und einige stellen tatsächlich internetbasierte Therapieprogramme dar, teilweise mit der Möglichkeit der Expertenunterstützung. Andere Apps bieten mehr Unterstützung im Sinne einer Selbsthilfe.

In Deutschland trat das Digitale Versorgung Gesetz (DVG) im Dezember 2019 in Kraft, es regelt den Anspruch von Versicherten der gesetzlichen Krankenversicherung auf digitale Gesundheitsanwendungen (DiGA). Entsprechend zugelassene Anwendungen können demnach von Ärzten und Psychotherapeuten verordnet und die Kosten durch die Krankenkassen erstattet werden. Auch in Deutschland sind verschiedene dieser Anwendungen auf dem Markt.

Seit Einführung der Apps auf Rezept sind gesetzlich versicherten Patienten bis dato (2022) bereits knapp 40.000 Mal digitale Gesundheitsanwendungen – die beim Bundesamt für Arzneimittel und Medizinprodukte (BfArM) im entsprechenden Verzeichnis gelistet sind – rezeptiert worden. Am beliebtesten waren die DiGA Kalmeda (8600 Nutzende), Vivira (rund 8000) und Zanadio (6200).

Erstere richtet sich an Patientinnen und Patienten mit Tinnitus und beinhaltet eine digitale kognitive Verhaltenstherapie. Sie soll helfen, den Alltag mit der Krankheit zu bewältigen. Die App Vivira bietet ein Training bei chronischen Rücken-, Knie- und Hüftschmerzen, die App Zanadio wird zur Behandlung von Übergewicht eingesetzt.

Hier ein Zitat aus dem DiGA-Verzeichnis des BfArM zur App Kalmeda: „Diese DiGA bietet Patientinnen und Patienten (die das 18. Lebensjahr vollendet haben) mit chronischer Tinnitusbelastung eine leitlinienbasierte, verhaltenstherapeutische Therapie. Ergänzt wird das strukturierte Programm durch Entspannungsanleitungen, beruhigende Natur- und Hintergrundgeräusche sowie einen Wissensteil. Das mehrmonatige verhaltenstherapeutische Programm besteht aus fünf Leveln mit jeweils neun Etappen und zeigt Patienten schrittweise den Weg zu einem selbstbestimmten Umgang mit dem Tinnitus und zu einer Reduzierung der Tinnitusbelastung.“

Da es oft Probleme bei der Bereitstellung eines Therapieplatzes gibt und sich nicht alle Psychotherapeuten mit dem Thema Tinnitus auskennen, kann eine digitale Therapie zumindest eine Alternative oder auch eine Überbrückung sein, bevor eine personalisierte Therapie im direkten Kontakt begonnen werden kann.

Digitale Gesundheitsprogramme bieten den Vorteil hoher Flexibilität im Alltag.

Digitale Programme ermöglichen eine größere Flexibilität im Alltag, die Anwender sind nicht an die starren Termine von Gesundheitskursen gebunden und müssen keine räumlichen Entfernungen zurücklegen, um Termine für Gruppen- oder Einzeltherapien in Anspruch zu nehmen.

Andererseits bedarf es einer größeren Selbstdisziplin, sich die Zeiten für die selbstständig durchgeführten Therapieeinheiten einzuteilen und diese auch regelmäßig wahrzunehmen. Zudem ist der persönliche Austausch beschränkter, sodass viele Betroffene stattdessen doch den Kontakt von Angesicht zu Angesicht bevorzugen.

Vor der Verwendung einer App für eine internetbasierte Psychotherapie erscheint ein persönlicher Erstkontakt zu einem Psychotherapeuten wichtig. Es gilt abzuschätzen, inwieweit Patienten bereit und geeignet sind, eine solche Therapie durchzuführen, und wie schwer mögliche begleitende psychische Erkrankungen wiegen. So werden stark depressive Patientinnen und Patienten kaum die Energie für das selbstständige Arbeiten und die dafür notwendige Eigenmotivation aufbringen können.

Um zu einer ersten Einschätzung bezüglich des Vorliegens einer Depression zu kommen, können folgende zwei Fragen wichtige Hinweise geben:

- Haben Sie in letzter Zeit bemerkt, dass Sie weniger Interesse oder Freude an Ihren Tätigkeiten haben?
- Fühlen Sie sich in letzter Zeit niedergeschlagen, schwermütig oder hoffnungslos?

Sollten Sie diese Fragen mit einem Ja beantworten, empfehle ich auf jeden Fall eine weitere psychiatrische beziehungsweise psychologische Diagnostik.

Der Weg zur Psychotherapie

Grundvoraussetzung für eine Psychotherapie und vor allem auch für den Erfolg einer solchen Therapie ist eine entsprechende Motivation der Betroffenen. Dies beinhaltet auch die Bereitschaft, dass Sie sich mit den eigenen Problemen auseinandersetzen und Dinge verändern möchten.

Eine Psychotherapie kann bei verschiedenen Anbietern durchgeführt werden. Es gibt psychologische Psychotherapeuten und ärztliche Psychotherapeuten. Hilfe bei der Therapeutensuche erhalten Sie unter anderem online auf der Seite der Kassenärztlichen Vereinigung (KV) Ihres Bundeslandes. Hier finden Sie einerseits Kontaktdaten von Therapeuten in Ihrer Region, zum anderen die Möglichkeit zur Kontaktaufnahme mit Terminservicestellen der Kassenärztlichen Vereinigungen. Diese sind verpflichtet, Ihnen innerhalb von vier Wochen einen Termin bei einem Facharzt beziehungsweise bei einem Psychotherapeuten zu vermitteln.

Eine Überweisung ist in der Regel nicht nötig, es genügt die Krankenkassenkarte. Die Terminservicestelle ist unter der bundesweit einheitlichen Rufnummer 116 117 zu erreichen, online unter eterminservice.de oder via App (116117.app).

Musik- und Soundtherapie

Es gibt auch verschiedene Therapieansätze mit in der Zusammensetzung veränderter Musik, um die Wahrnehmung des Tinnitus zu beeinflussen. Ein Beispiel hierfür ist das sogenannte Tailormade notched music training (TMNMT), bei dem die Patienten Musik hören, bei der jene Bereiche der individuellen Tinnitusfrequenz herausgefiltert sind. Diese in der störenden Frequenz praktisch unterbrochene Musik wird als Tinnitracks, App oder auch in Verbindung mit Hörgeräten angeboten. Die Erkenntnisse zu dieser Methode zeigen jedoch, dass diese Therapien bei einem chronischen Tinnitus nicht besser als normale unveränderte Musik wirken.

> Sanfte Musik, Meeresrauschen, Naturgeräusche – angenehme Klänge können beruhigende Wirkung entfalten.

Grundsätzlich kann man sagen, dass sanfte Musik, ein Meeresrauschen, Naturgeräusche oder alle anderen Arten angenehmer Klänge unser Gehirn stimulieren und auch beruhigende Wirkung entfalten können. Jeder von uns kennt seine Lieblingsmusik: Sie kann Erinnerungen wachrufen und dadurch eine getrübte Stimmung deutlich verbessern. Musikerleben als ein Ansatz in der Selbsthilfe kann die Entspannung fördern und auf diese Weise die Wahrnehmung störender Reize verringern – auch eines störenden Tinnitus (siehe Seite 94).

Transkranielle Magnet- und Elektrostimulation

Verschiedene Gehirnstimulationsverfahren wurden in den vergangenen Jahren vor dem Hintergrund der Erkenntnisse der Neuroforschung über die bei Tinnitus veränderte Aktivität von Nervenzellen untersucht. Bei der transkraniellen Magnetstimulation (rTMS) wird ein starkes Magnetfeld durch einen in einer Spule zirkulierenden Strom erzeugt. Diese Magnetspule wird dem in einer Ruheposition befindlichen Patienten auf dem Kopf platziert. Während der circa 20- bis 30-minütigen Behandlung durchdringen die elektromagnetischen Wellen den Schädel und sollen von außen die Aktivität der Nervenzellen des Gehirns beeinflussen.

Der Effekt der rTMS basiert demnach auf der Stimulation bestimmter Areale der Hirnrinde. Diese Vorgehensweise wurde in den 1980er-Jahren im Schwerpunkt für Patienten mit Depressionen entwickelt. Verschiedene Methoden sind inzwischen auch bei Tinnituspatienten getestet worden, die sich neben der Art und Intensität des Reizes auch hinsichtlich der gereizten Bereiche unterscheiden.

Es konnten zwar kurzzeitig Behandlungseffekte nachgewiesen werden, jedoch fehlen aussagekräftige Studien über länger wirkende Effekte. Aus diesem Grund kann daher zum jetzigen Zeitpunkt (2022) keine Empfehlung für die Anwendung dieser Methode beim chronischen Tinnitus gegeben werden.

> Bislang konnten nur kurzzeitig Behandlungseffekte bei der Magnetstimulation nachgewiesen werden.

Auch andere Gehirnstimulationsverfahren wie die transkranielle Elektrostimulation oder die Reizung über eingebrachte Elektroden in den Hals oder an der Ohrmuschel des Vagusnervs – der längste unserer zwölf Hirnnerven – sowie eine tiefe Hirnstimulation werden für den Einsatz in der Tinnitustherapie erforscht. Aus den zusammengefassten Ergebnissen zu diesen Methoden konnte bislang jedoch ebenfalls keine Empfehlung abgeleitet werden. Weitere Studien bleiben abzuwarten.

Akupunktur

Die Akupunktur kann man in der Therapie des chronischen Tinnitus als ausgleichendes Verfahren auffassen. Ungleichgewichte des Energieflusses im Körper sollen dabei ausbalanciert werden. Ein Energiefluss – in der traditionell chinesischen Medizin (TCM) als Qi umschrieben –, der ins Stocken geraten ist, soll wieder in Gang kommen. Gemäß der Lehre der TCM strömt dabei die Lebensenergie Qi in sogenannten Leitbahnen, teilweise auch als Meridiane bezeichnet.

In einer aus dem Jahr 2012 stammenden zusammenfassenden Analyse verschiedener Studien zur Wirksamkeit von Akupunktur bei Tinnitus konnte – aufgrund der unzureichenden Qualität dieser Studien und der fehlenden Vergleichbarkeit – kein Beleg dafür gefunden werden, dass eine Akupunktur gegen Ohrgeräusche wirksam ist. Aus diesem Grund wurden seitens der aktuellen deutschen und europäischen Leitlinien keine Empfehlungen für diese Therapiemethode ausgesprochen.

Dennoch lässt sich daraus nicht zwangsläufig ableiten, dass Akupunktur grundsätzlich nicht im Zusammenhang mit einem bestehenden Tinnitus eingesetzt werden kann oder darf. Eine alleinige Behandlung durch Akupunktur ist jedoch tatsächlich als außerordentlich kritisch zu sehen.

> Bei begleitenden muskulären Verspannungszuständen kann eine Akupunktur hilfreich sein.

Bei den einen Tinnitus begleitenden muskulären Verspannungszuständen kann eine Akupunktur jedoch durchaus hilfreich sein, auch bei Problemen im Bereich der Kaumuskulatur. Ferner kann im ganzheitlichen Sinne auf grundsätzliche Fehlregulierungen beziehungsweise Dysbalancen von Körper und Geist Einfluss genommen werden.

Wenn Sie sich in die Hände eines erfahrenen Akupunkteurs begeben, wird dieser meist eine Erhebung der Krankengeschichte vornehmen und einen Befund erheben, der die Besonderheiten der chinesischen Medizin in den Vordergrund stellt. Unter diesen Gesichtspunkten werden dann die Akupunkturpunkte ausgewählt.

Je nachdem, ob akute Problematiken im Vordergrund stehen oder im Zusammenhang mit dem Tinnitus eher chronische Probleme (was meist der Fall ist), wird die Frequenz der therapeutischen Sitzungen variieren: Bei chronischen Leiden wird eine Akupunktur meist einmal wöchentlich über insgesamt zunächst zehn Wochen durchgeführt.

Akupunktur kann individuell unterstützen, sollte jedoch nicht die alleinige Behandlungsmaßnahme sein.

Allgemein wichtige Bemerkungen zur Beurteilung wissenschaftlicher Studien

Sie werden möglicherweise in den verschiedenen Medien von Studien zu bestimmten Therapien Kenntnis bekommen, die scheinbar deutliche Effekte dieser Therapien aufzeigen. Studie ist jedoch nicht gleich Studie: Es müssen bestimmte Kriterien erfüllt werden, damit eine wissenschaftliche Studie tatsächlich als Beweis der Wirksamkeit einer Therapie herangezogen werden kann. Störende Effekte (Placeboeffekt, Faktor Mensch, gewünschtes Ergebnis der Untersucher) sollen dabei weitgehend ausgeschlossen werden.

Ein sogenanntes Placebo ist ein Medikament, das keinen Wirkstoff enthält, aber über körpereigene Vorgänge durch eine auf Erfahrungs- und Lernprozessen beruhende Erwartungshaltung der Behandelten eine positive Wirkung auf das Krankheitsbild hat. Gleiche Mechanismen können auch für andere nicht medikamentöse Behandlungmethoden gelten.

Eine besondere Problematik bei vergleichenden Studien zum Tinnitus ist, dass die einzelnen Therapieformen häufig zusätzliche therapeutische Einflussnahmen enthalten, z. B. eine individuelle Beratung der Patienten zum Tinnitus, die Durchführung bestimmter Entspannungsmethoden und so weiter. Durch die Kombination verschiedener Verfahren in Therapiekonzepten sind Therapieeffekte einzelner spezieller Therapieansätze also nicht darstellbar beziehungsweise nicht eindeutig nachweisbar. Aus diesem Grund kann die Empfehlung entsprechender Therapieformen nicht ohne Weiteres gegeben werden.

Rehabilitationsmaßnahmen

Sollten Sie und Ihre Behandler für sich entschieden haben, dass Sie weiterführende professionelle Unterstützung im Rahmen Ihrer Tinnitusbewältigung benötigen, kann auch eine Rehabilitationsmaßnahme sinnvoll sein. Hier erfolgt die Behandlung in der Regel in einem multiprofessionellen Team mit ärztlicher und psychologischer Kompetenz in Zusammenarbeit mit anderen therapeutischen Disziplinen.

Eine Rehabilitationsmaßnahme kann durch Abstand vom Alltag neue Blickwinkel und Einsichten ermöglichen.

Der Begriff der Rehabilitation kommt vom lateinischen Wort rehabilitare, das „wiederherstellen" bedeutet. Eine solche Therapie kann prinzipiell ambulant, teilstationär oder im Rahmen eines stationären Aufenthalts erfolgen. Bei belastenden Alltagssituationen im beruflichen wie auch privaten Umfeld empfiehlt sich am ehesten ein stationärer Aufenthalt. Hier kann am besten ein sinnvoller Abstand zum normalen Alltag hergestellt werden, der eine Auseinandersetzung mit der eigenen Situation fördern kann und therapeutische Ansätze an einer Stelle vereint.

Der stationäre Aufenthalt dauert in der Regel zwischen drei und sechs Wochen und kann nach einer Zeit von vier Jahren gegebenenfalls erneut beantragt werden.

Es gibt viele Rehabilitationskliniken, die eine Behandlung bei Tinnitus anbieten. Eine gute Übersicht bietet hier beispielsweise der DTL Klinikwegweiser auf der Internetseite der Deutschen Tinnitus Liga e.V. (DTL). In dieser Broschüre finden sich allgemeine und sehr nützliche Erläuterungen zur stationären Therapie und der Beantragung beim zuständigen Kostenträger. Ebenso finden Sie zu den jeweiligen Kliniken eine kurze Beschreibung mit Nennung der Therapiekonzepte, Besonderheiten und der genauen Indikationen und damit Erkrankungen, die jeweils behandelt werden.

Für eine Reha wird es im Vorfeld notwendig sein, den Kostenträger zu ermitteln. Bei Menschen, die einer rentenversicherungspflichtigen Tätigkeit nachgehen, wird dies in der Regel die Rentenversicherung sein. Bei Rentnern sowie bei Personen, die nicht in die Rentenversicherung eingezahlt haben, ist die Krankenkasse zuständig. Die gesetzliche Unfallversicherung kommt für die Rehabilitation in Zusammenhang mit Arbeitsunfällen und Berufskrankheiten auf.

Bei privaten Krankenversicherungen ist die Rehabilitation in der Regel keine Tarifleistung, eine Bewilligung wird nach dem entsprechenden Vertragsrecht entschieden.

Die Antragsstellung erfolgt durch die Betroffenen mit Unterstützung eines ärztlichen Befundes, der die medizinischen Einschränkungen erläutert.

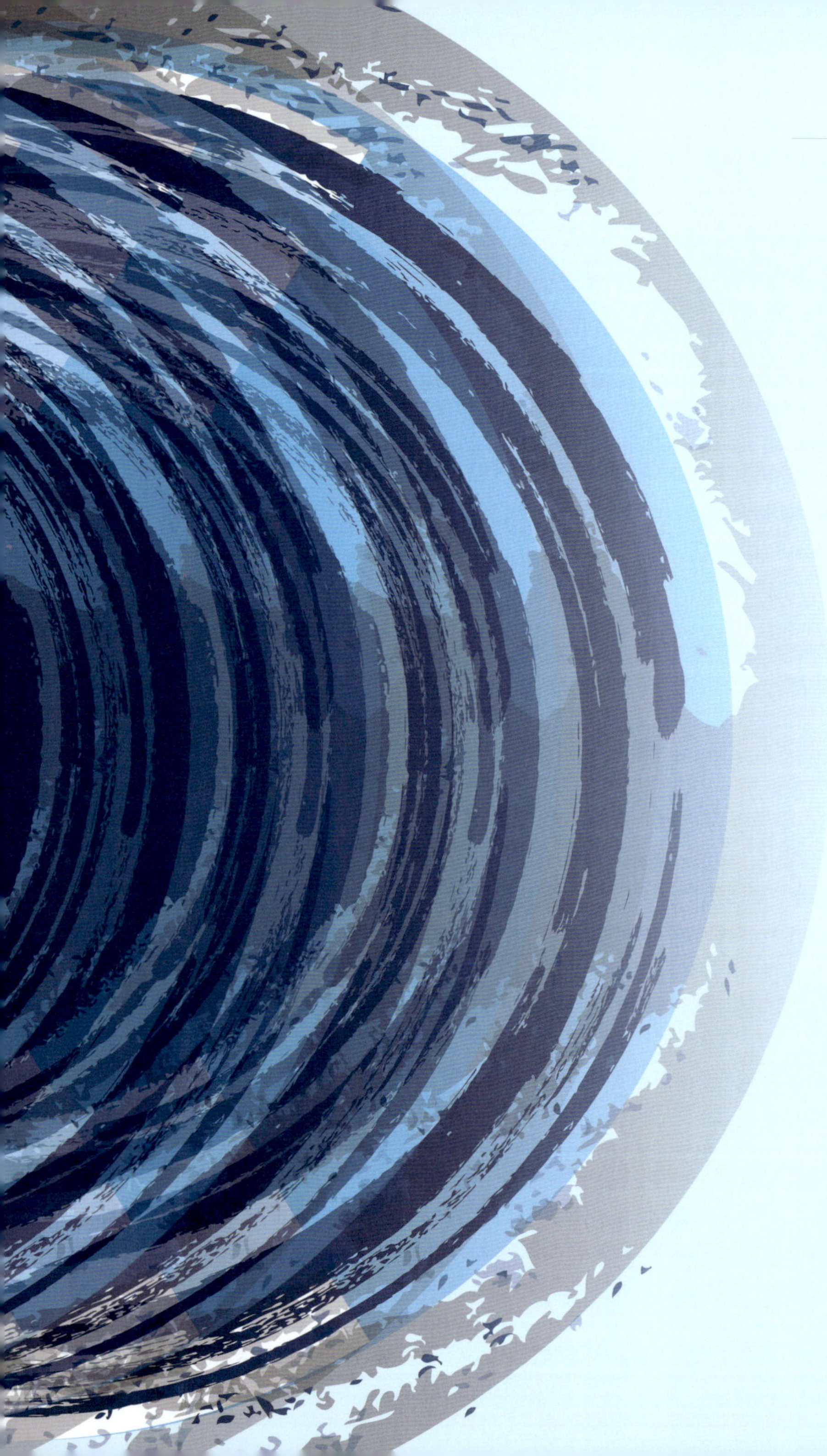

DAS KANN ICH FÜR MICH TUN

In der aktiven Selbsthilfe geht es darum, mit dem Tinnitus leben zu lernen, statt ihn zu bekämpfen. Mit verschiedenen kleinen Schritten – beispielsweise durch Bewegungs- und Entspannungsprogramme bis hin zu gutem Schlaf – kann sich so eine deutliche Erleichterung einstellen. In diesem Abschnitt stelle ich Ihnen begleitende Verfahren und Übungen vor, die praktische Unterstützung im Alltag bieten können.

Tinnitus ganzheitlich begegnen

Sie haben einen Tinnitus und leiden unter den Geräuschen. Nach der Lektüre des ersten Teils dieses Ratgebers haben Sie ein Grundverständnis für die Mechanismen, welche die Wahrnehmung des Tinnitus, seine Ausprägungen und die Auswirkungen im Alltag mitbestimmen. Im zweiten Teil haben Sie verschiedene therapeutische Ansätze kennengelernt. Jetzt soll es darum gehen, wie Sie im Alltag einen veränderten Umgang mit dem Tinnitus finden können.

Selbsthilfe wie auch die therapeutischen Ansätze haben das Ziel, den Tinnitus in den Alltag zu integrieren. Es geht nicht darum, das Geräusch komplett zu beseitigen. Dies bedeutet für Sie sicherlich auch in vielen Bereichen ein Umdenken und eine Veränderung von teilweise schon lange bestehenden Gewohnheiten und Mustern.

Wie wir bereits festgestellt haben, ist nicht jeder Tinnitus mit einem Leidensdruck verbunden, der dann auch eine Behandlungsbedürftigkeit erfordert. Welche Faktoren sind es nun, die es dem einen Menschen ermöglichen, den Tinnitus problemlos in den Hintergrund zu drängen, während er beim anderen zu massiven Belastungen im Alltag führt?

Menschen gehen sehr unterschiedlich mit ihrem Tinnitus um.

Viel hängt hier von der Hörsituation, der Persönlichkeitsstruktur der Betroffenen und ihren individuellen Reaktionsmustern ab, aber beispielsweise auch von konkreten Lebensumständen, in denen der Tinnitus auftritt oder sich die Intensität seiner Wahrnehmung verändert.

Was der Tinnitus für mich bedeutet

An diesem Punkt erscheint es sinnvoll, dass Sie persönlich für sich zusammenzufassen, mit welchen Dingen in Ihrem Leben Sie unzufrieden sind. Können Sie Einflüsse auf Ihren Tinnitus erkennen? Gibt es konkrete Situationen, die den Tinnitus in den Vordergrund treten lassen? Mit einer Analyse Ihrer persönlichen Problemfelder können Sie beginnen, einige Dinge im Alltag zu verändern und günstig auf eine bessere Bewältigung Ihres Tinnitus einzuwirken.

Dazu können Sie auch nochmals auf die Erfassung der Lebenszufriedenheit aus Teil 1 (siehe Seite 48) zurückgreifen.

Hilfreiche Fragen beim Aufdecken der Problemfelder können z. B. sein: Sind Sie oft stark angespannt? Macht sich dies in einer Verhärtung der Muskulatur bemerkbar? Dann könnten gegebenenfalls Entspannungsverfahren wie die progressive Muskelentspannung (siehe Seite 102) helfen, diese Situation zu verbessern.

Vielleicht sind Ihnen auch die Geräusche des Alltags zu viel und Sie haben sich daher von vielen alltäglichen Situationen zurückgezogen? Dann können Sie über neue positive Hörerfahrungen vielleicht wieder mehr in die Geselligkeit und ein normales Leben zurückfinden.

Die verschiedenen Maßnahmen und Therapieverfahren stellen Empfehlungen dar, die Ihnen helfen können, besser mit dem Tinnitus zurechtzukommen. Ich werde später auch auf verschiedene Lebenssituationen eingehen und möchte aber auch die Grenzen aktiver Selbsthilfe aufzeigen, damit Sie diese für sich realistisch einschätzen können.

Ernährung und Genussmittel

Die Frage ist berechtigt, ob Lebensmittel einen Einfluss auf unsere Nervenbahnen und damit auch die Entstehung beziehungsweise Reduzierung eines Ohrgeräusches haben können. Leider ist keine Diät bekannt, die Ihren Tinnitus beseitigt oder nachgewiesenermaßen günstig beeinflusst. Dies wäre eine erfreulich einfache Lösung. Ich kann also nur allgemein eine ausgewogene Ernährungsweise empfehlen – unabhängig von Ihrem Tinnitusleiden.

Es sind auch keine hochwertigen Studienergebnisse bekannt, die Hinweis auf eine Wirksamkeit von Nahrungsergänzungsmitteln bei Tinnitus zeigen. Dies gilt z. B. für Vitamine, Mineralien, pflanzliche Therapeutika wie Kräuter oder Kräuterextrakte. Entsprechend wird die Gabe dieser Mittel in der Leitlinie zum chronischen Tinnitus der Deutschen Gesellschaft für HNO-Heilkunde, Kopf- und Halschirurgie e.V. nicht empfohlen.

Eine bewusste Ernährung ist eine Art der Selbstfürsorge.

Es lohnt sich sicherlich, sich näher mit dem Thema Ernährung zu beschäftigen. Die Regale in den Buchhandlungen sind gefüllt mit spezifischen Ratgebern zu diesem Thema. Eine bewusste Ernährung zeugt auch von einer Selbstfürsorge.

Ich möchte an dieser Stelle aber nicht in Allgemeinplätze verfallen, wie die Empfehlung einer ballaststoffreichen, fettarmen Ernährung mit Reduktion tierischer Produkte zugunsten von viel Obst und Gemüse. Dies erscheint in vielerlei Hinsicht sinnvoll. Machen wir uns aber bewusst, dass die Art unsere Ernährung stets Einfluss auf Körperprozesse, unser Wohlbefinden und auch unsere Umwelt hat. Es gibt wie gesagt keine spezifischen Diättipps gegen einen Tinnitus. Es gibt aber für ausgewählte Lebens- oder Genussmittel ein paar kritische Anmerkungen, die im Einzelfall gegebenenfalls zu beachten sind.

Besser keine chininhaltigen Lebensmitteln oder nur in Maßen

Wie bereits unter Medikamentennebenwirkungen beschrieben, kann Chinin in therapeutischer, das heißt medizinisch wirksamer Dosierung, vorübergehend schädigend auf das Ohr wirken (siehe Seite 35). Prinzipiell ist dies auch bei der Aufnahme von Chinin durch Lebensmittel möglich.

Beispiel: Gin und damit auch die üblichen Erfrischungsgetränke zum Mixen (wie Tonic Water) erfahren in den letzten Jahren eine echte Renaissance. Bei exzessiverem Konsum sollte man sich der möglicherweise schädlichen Wirkung von Chinin jedoch bewusst sein. Wird Chinin gleichzeitig mit Alkohol zu sich genommen – und dann auch noch z. B. laute Musik gehört –, können sich schädliche Effekte auf das Ohr verstärken.

Chinin wird z. B. auch als Bitterstoff in Getränken wie Bitter Lemon eingesetzt. Das Bundesinstitut für Risikobewertung (BfR) rät Menschen, die an Tinnitus leiden, von einem Verzehr chininhaltiger Getränke ab. Alkoholfreie Erfrischungsgetränke dürfen nach Aromaverordnung maximal 85 Milligramm Chinin pro Liter enthalten. Damit dürften Tagesdosen wie bei einer medikamentösen Therapie mit Chinin (z. B. Wadenkrämpfe, Malaria) allerdings kaum erreicht werden.

Es gibt jedoch Personen, bei denen schädliche Effekte des Chinins auf Ohr und Auge im Rahmen einer Überempfindlichkeit gegenüber Chinin schon bei geringen Dosen auftreten können.

Koffein ist Abwägungssache

Eine englische Studie aus dem Jahr 2010 hat sich mit den Auswirkungen eines Koffeinentzugs auf den Tinnitus beschäftigt und keinen Unterschied bei der Tinnituswahrnehmung festgestellt. Es liegt jedoch auf der Hand, dass Kaffeegenuss – insbesondere zu späterer Tageszeit – das Schlafverhalten verändern und das Ein- und Durchschlafen ungünstig beeinflussen kann. Dies wiederum kann natürlich situativ auch Auswirkungen auf Ihre Tinnituswahrnehmung haben.

Es gibt keinen Nachweis dafür, dass Kaffeekonsum zu einem Tinnitus führt.

Wie erleben Sie persönlich Ihren Tinnitus nach dem Genuss von Koffein? Vielleicht können Sie daraus für sich selbst Empfehlungen für den Alltag ableiten.

Rauchen und Tinnitus

Studien konnten zeigen, dass Tinnituspatienten auch oft Raucher sind. Es ist schwierig, daraus eine ursächliche Beziehung abzuleiten, da viele Einflussfaktoren in diesem Zusammenhang zu berücksichtigen sind. So finden sich beispielsweise überproportional viele Raucher bei Patienten mit Angststörungen und Depressionen, ▶▶

die ja wiederum gehäuft auch bei Tinnitus vorkommen. In einer Übersichtsstudie, die verschiedene Studien zu Zusammenhängen zwischen Rauchen und Hörvermögen untersuchte, gibt es auch Hinweise, dass Rauchen zu einem schlechteren Hörvermögen führen kann.

Eine Erklärung hierfür könnte sein, dass Nikotin möglicherweise die Durchblutung in der Hörschnecke verschlechtert. Ein schlechteres Hören wiederum kann zu Tinnitus führen. Tatsache ist auch unabhängig vom Tinnitus: Rauchen und eine bewusste gesundheitsorientierte Lebensweise passen sicherlich nicht zusammen.

Wenn es also Anzeichen für eine Verbindung von Rauchen und Tinnitus gibt, wäre es da zur Sicherheit nicht angebracht, das Rauchen aufzugeben oder gar nicht erst damit anzufangen? Ich rate Ihnen auf jeden Fall zu einem Rauchverzicht.

Achtsamkeit: Zeit für mich

Bei dem Prinzip der Achtsamkeit geht es darum, einen Zustand der bewussten Aufmerksamkeit zu entwickeln. Als zentrales Ziel steht die Aufmerksamkeit für die wichtigen Dinge des Lebens im Vordergrund. Die meisten der hier dargestellten Methoden sollen die Achtsamkeit dahingehend fördern, dass Sie sich ganz im gegenwärtigen Moment befinden: Ihre Gedanken, Gefühle und Körperempfindungen im Hier und Jetzt erleben und akzeptieren, gleichzeitig Erwartungshaltungen und Wertungen – soweit es geht – außen vorlassen.

Nicht an den Tinnitus denken – geht das?

Das Verweilen im Moment ist oft schwierig, weil die Gedanken immer wieder abdriften. Machen Sie einen kurzen Test: Legen Sie das Buch beiseite und denken Sie bitte die nächste Minute nicht an Ihren Atem.

▶▶

Ist die Minute vorbei? Sehr wahrscheinlich dürfte es Ihnen nicht gelungen sein, in dieser Zeit Ihren Atem nicht wahrzunehmen. Vielleicht ist er sogar intensiver spürbar gewesen. Gleiches würde auch für den Tinnitus gelten: Je mehr wir uns darauf fokussieren, etwas nicht wahrzunehmen, desto deutlicher wahrnehmbar wird es. Es ist praktisch unmöglich, bewusst nicht an etwas zu denken. Erst ein ablenkender Fokus auf einen anderen Gedanken wird gegebenenfalls zum gewünschten Ziel führen.

Es bedarf eines Ankers, um – wie ein Schiff, das verschiedenen Strömungen ausgesetzt ist – am gleichen Platz zu bleiben. Der Anker kann dabei unterschiedlicher Natur sein. Meist bietet sich die eigene Atmung als Anker an, zu dem sich immer wieder zurückkehren lässt. Sollten sich während einer solchen Achtsamkeitsübung die Gedanken doch wieder auf den Tinnitus konzentrieren, ist der Anker umso wichtiger, um den Fokus immer wieder von dem Ohrgeräusch wegzuführen.

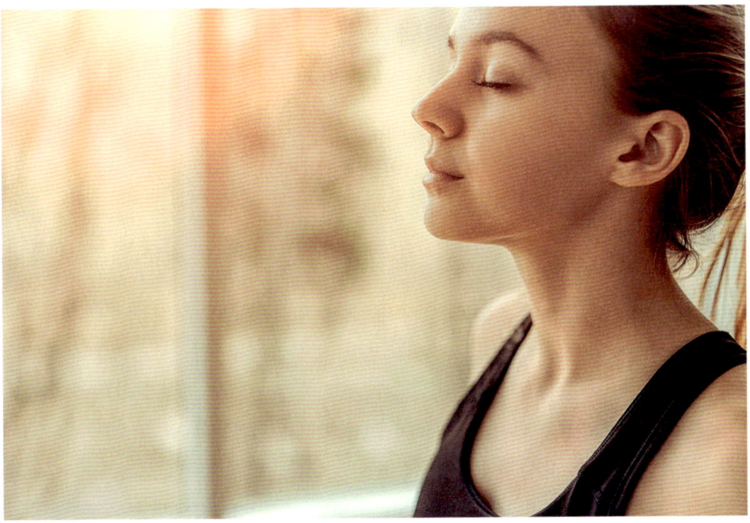

Die eigene Atmung kann als Anker fungieren, zu dem Sie zurückkehren – und Sie gleichzeitig von dem Ohrgeräusch wegführen.

Achtsamkeit kann zu einer Steigerung von positiven Gefühlen, mehr Optimismus und Empathie führen.

Achtsamkeit kann zu einer Steigerung von positiven Gefühlen, damit zu mehr Optimismus und Empathie führen. Daraus kann auch eine positivere Einstellung gegenüber dem eigenen Tinnitus entstehen, der bestenfalls als neutral besetztes Geräusch wahrgenommen wird.

Die bewusste achtsame, auf Ihre Umgebung ausgerichtete Wahrnehmung kann den Fokus von Ihrem Tinnitus ablenken und diesen in den Hintergrund treten lassen. Probieren Sie es doch mit den folgenden Übungen gleich einmal aus.

Wahrnehmungstraining für alle Sinne

Bei diesen Übungen sollen die jeweiligen Objekte der Sinneswahrnehmung einen Anker für Sie darstellen, auf den Sie immer wieder Ihre Aufmerksamkeit zurücklenken können.

Machen Sie einen Waldspaziergang

Achten Sie dabei bewusst auf möglichst viele Sinneseindrücke. Wie riecht der Boden oder das gestapelte Holz am Wegesrand? Wie ist die Beschaffenheit des Untergrunds auf dem Weg, aber auch neben dem Pfad? Welche Geräusche können Sie wahrnehmen?

Hören Sie den Wind in den Bäumen oder Vogelstimmen? Achten Sie bewusst auf die Formen und Farben in Ihrer Umgebung. Schauen Sie, ob nicht beispielsweise unbekannte Wege Ihre ganze Aufmerksamkeit in Anspruch nehmen, damit Sie den Weg auch wieder zurückfinden oder beim nächsten Mal den Weg wiedererkennen können.

Ich sehe was, was du nicht siehst

Bei dieser Übung geht es um das rein visuelle Wahrnehmen: Schauen Sie dazu z. B. aus dem Fenster und verschaffen Sie sich zuerst einen Überblick. Beginnen Sie dann, genaue Details wie Formen oder die Größe der Häuser oder Pflanzen zu betrachten. Folgen Sie mit Ihren Augen der Bewegung der Wolken am Himmel oder betrachten Sie das Auftreffen des Sonnenlichts auf bestimmte Gegenstände oder das Spiel von Licht und Schatten. Beachten Sie auch Bewegungen, die Sie wahrnehmen können.

Willkommen bei „The Taste": Riech- und Schmeckübungen

Nehmen Sie bitte bewusst die verschiedenen Gerüche wahr, die Ihnen beispielsweise beim nächsten Besuch eines Wochenmarktes begegnen. Lassen Sie sich gegebenenfalls ruhig eine Kostprobe der angebotenen Waren geben und vergleichen Sie Geruch und Geschmack.

Der Apfeltest: Kaufen Sie jeweils nur einen Apfel möglichst vieler verschiedener Sorten und führen dann Zuhause alleine oder in Gemeinschaft eine Apfelverkostung durch, bei der Sie auf die unterschiedlichen Geschmacksqualitäten achten. Ähnliches können Sie mit kleinen Mengen verschiedener Käsesorten durchführen. Vergleichen Sie die Konsistenz, den Biss und Geruch. Wie nehmen Sie die Geschmacksqualitäten süß, sauer, bitter oder salzig wahr oder auch die weiteren Aromen, die dann über den Geruchssinn abgebildet werden?

„What a feeling": Tastübung

Füllen Sie einen undurchsichtigen Beutel mit verschiedenen Gegenständen. Nach einer Woche – wenn Sie den Beutel und Inhalt womöglich schon längst wieder vergessen haben – stecken Sie mit verdeckten Augen Ihre Hand in den Beutel und erfühlen die unterschiedlichen Formen der Gegenstände. Ertasten Sie, um welchen Gegenstand es sich jeweils handelt. Achten Sie dabei z. B. auch auf die Art der Oberfläche, das Gewicht oder auch die Temperatur der Gegenstände.

Ohren gespitzt: Achtsames Hören

Achten Sie beim nächsten Waldspaziergang auf alle Tiergeräusche, die Ihnen auffallen. Dies werden am ehesten Vögel sein, vielleicht haben Sie aber auch das Glück, ein Reh im Unterholz zu erleben oder das Rascheln einer Maus im Laub wahrzunehmen. Auch das bewusste Hören von Musik ist in die Kategorie der Übungen zum achtsamen Hören einzuordnen. Diesem Thema möchte ich aber nun noch ein eigenes kleines Kapitel widmen.

Musik erleben und genießen

Musik – bewusst wahrgenommen – kann den Tinnitus in den Hintergrund rücken.

Eine bewusste Beschäftigung mit Musik kann tatsächlich ein sehr guter und wirksamer Weg sein, sich akustisch vom Tinnitus abzulenken und gleichzeitig ein positives Verhältnis zur akustischen Wahrnehmung zu pflegen oder dieses wieder neu zu entwickeln. Aktiv Musik zu hören, verschafft vielen Menschen mit chronischem Tinnitus Entspannung und eröffnet mitunter völlig neue Klangwelten.

Vielleicht spielen Sie aber auch ein Instrument? Dann sollten Sie diese Leidenschaft nicht aufgeben, sondern weiter pflegen. Dies gilt zumindest dann, wenn Ihnen das Spielen weiterhin Freude macht, denn nachhaltig guttun kann uns selbstverständlich nur das, was wir von Herzen gerne tun.

Womöglich wollten Sie auch schon immer einmal ein bestimmtes Instrument erlernen und haben es sich bisher nicht zugetraut? Vielleicht ist genau jetzt die richtige Zeit, sich diesen Wunsch zu erfüllen.

CDs und Apps für den Musikgenuss

Viele Menschen werden immer wieder feststellen, dass sie gar nicht mehr dazu kommen, bewusst und ungestört Musik zu hören. Dabei ist gerade dies beim Tinnitus eine sehr gute Möglichkeit, sich akustisch vom Tinnitus zu lösen, das Gehör bewusst zu schulen und gleichzeitig zu entspannen. Wann haben Sie sich zuletzt eine CD aus Ihrer Sammlung oder Online-Musikbibliothek ausgewählt, sich in einen Sessel oder auf das Sofa gesetzt und die gewünschte Musik einfach nur genossen?

Tipp: Suchen Sie sich am Wochenende die Musik heraus, die Sie dann die Woche über hören wollen. Sie können sich auch CDs für jeden Wochentag zurechtlegen und nehmen sich dann täglich z. B. eine Viertelstunde Zeit, um diese Musik zu erleben. Suchen Sie am besten Musikstücke heraus, die mit guten oder besonderen Erinnerungen verbunden sind. Auch finden Sie im Anhang neben Buchtipps auch Vorschläge zu bewährten Hörbüchern und CDs bei Tinnitus.

Oder wollen Sie lieber den überraschenden Effekt unbekannter Musikstücke genießen, die alleine dadurch Ihre Aufmerksamkeit fesseln, dass Sie diese noch nie gehört haben? Dann bieten sich auch diverse Apps an, die eine große Auswahl von Stücken einer bevorzugten Musikrichtung anbieten. Dies können auch Apps sein, die ein weit gestreutes Musikangebot vorhalten.

Haben Sie beispielsweise in einem Stream einen für Sie neuen Interpreten entdeckt, der Ihnen gut gefällt, können Sie alle veröffentlichten Stücke dieses Interpreten in verlustfreier Klangqualität erleben, ohne dass Sie sich gleich durch den Kauf einzelner Alben festlegen müssen. Auf diese Weise können Musikapps zu spannenden Entdeckungsreisen einladen. Eine Übersicht über die wichtigsten Streamingdienste finden Sie ebenfalls im Serviceteil.

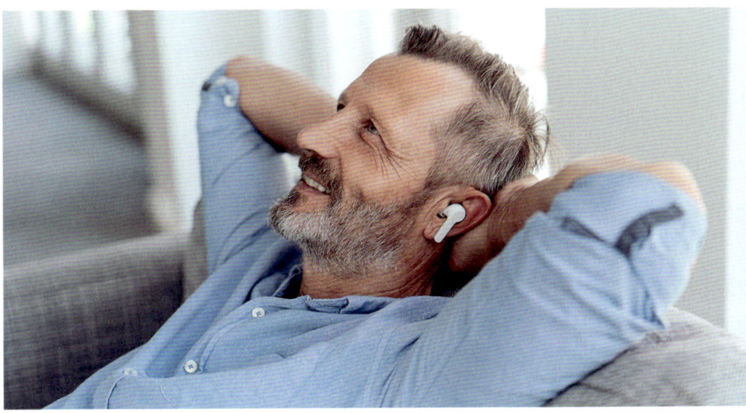

Musik ist eine sehr gute Möglichkeit, sich akustisch vom Tinnitus zu lösen und gleichzeitig zu entspannen

Die Übertragung von verlustfreien Formaten über Bluetooth ist jedoch nicht möglich, da auch Bluetooth auf eine Komprimierung der Daten zurückgreift. Ideal ist es daher, auf kabelgebundene Lösungen beziehungsweise WLAN zurückzugreifen. Insgesamt sollten Sie sich vergewissern, dass Ihre Wiedergabegeräte auch für das Abspielen verlustfreier Formate geeignet sind. Häufig lassen sich technische Lösungen finden.

Komprimierte Audioformate

ohne Qualitätsverlust

FLAC (Free Lossless Audio Codac): Komprimierung auf rund 50 Prozent

WMA (Windows Media Audio Losless): Audiodatenkompression und Dekompression

ALAC (Apple Lossless Audio Codec): FLAC vergleichbare Technologie (konvertierbar)

mit Qualitätsverlust

MP3: Entfernung aller für das menschliche Ohr nicht hörbaren Signale

AAC (Advanced Audio Coding): MP3-Nachfolger mit besserem Klang

OGG/Vorbis: Stellt Musik mit einer Rate von bis zu 320 Kilobit pro Sekunde zur Verfügung (mit MP3 vergleichbare Qualität mit geringerem Speicherbedarf)

Unkomprimierte und damit verlustfreie Audioformate sind WAV (vor allem für Windows) und AIFF (vor allem für Mac), Nachteil: Diese benötigen entsprechend viel Speicherplatz.

Ihr persönlicher Lieblingsplatz zum Musikhören

Zum Genuss Ihrer Musik gehört es auch, sich eine ganz persönliche Wohlfühlumgebung zu schaffen. Eine bequeme Sitzgelegenheit gehört in jedem Fall dazu, auch ein Blick ins Freie oder zumindest eine angenehme Beleuchtung. Stellen Sie sicher, dass Sie nach Möglichkeit eine Zeitlang ungestört sind.

Es benötigt wirklich keine High-End-Hi-Fi-Anlage, um Musik erlebbar zu machen. Eine gewisse Auseinandersetzung mit den Grundsätzen der Akustik kann jedoch die Bewusstheit des Hörens und damit auch den Genuss fördern. Das bedeutet für Sie: Wichtig ist, dass Sie sich ganz auf die Musik einlassen können, um darüber Ihr „Störgeräusch“ auszublenden.

Umgang mit negativen Gefühlen lernen

Ich möchte mit Ihnen noch einen Schritt weitergehen: Wenn Sie es schaffen, auch Sinneswahrnehmungen, die Ihnen im ersten Moment unangenehm sind, von den damit verbundenen negativen Gefühlen zu lösen, sind Sie auf einem guten Weg zu einer Gewöhnung und Akzeptanz. Es gibt verschiedene Übungen, die Sie einsetzen können, um dies besser erlebbar zu machen.

> Ihre Gefühle gehören zu Ihnen, bestimmen aber nicht Ihr Leben.

Hier ein Beispiel: Nehmen Sie sich eine Vitaminbrausetablette und stellen Sie einen Becher oder ein Glas bereit. Je nach Ihrer Einschätzung, was Sie glauben, aushalten zu können, nehmen Sie jetzt eine halbe oder die ganze Brausetablette und legen sich diese auf die Zunge. Nehmen Sie ein wenig Speichel dazu und warten, bis die Tablette sich unter starker Schaumbildung aufzulösen beginnt.

Haben Sie den Impuls, die Tablette auszuspucken? Können Sie das Auflösen der Tablette aushalten? Verstärkt sich der Impuls des Ausspuckens, wenn Sie sich auf die aufkommenden negativen Gefühle konzentrieren, dass es z. B. unmöglich ist, die Tablette noch weiter im Mund zu behalten?

Wie verändert sich Ihre Wahrnehmung, wenn Sie den Gedanken zulassen, dass es eigentlich gut machbar ist, die schäumende Brausetablette noch weiter im Mund zu tolerieren, es also eigentlich gar nicht so schlimm ist?

Spucken Sie die Tablette und den Schaum, der sich während der Übung gebildet hat, zum Abschluss in den Becher oder ins Waschbecken. Schlucken Sie die Tablette bitte nicht herunter! Machen Sie sich dann noch einmal bewusst, wie Sie es empfunden haben, dass Ihre Einstellung das erlebte Gefühl beeinflussen kann.

In der Meditation gehört es zu den Übungen für Fortgeschrittene, für einige Zeit ein negatives Gefühl zum Anker der Gedanken zu machen. Dieses Gefühl einfach für sich wahrzunehmen, objektiv zu beschreiben und dadurch eine Distanz zu diesem Gefühl aufzubauen – Sie gehen sozusagen in die Beobachterrolle hinein. Wenn dies wiederholt geübt wird, kann ein besserer Umgang mit unangenehmen Gefühlen im Alltag entstehen.

Beginnen Sie, wenn Sie das üben möchten, mit harmloseren negativen Gefühlen, wie z. B. dem Gefühl des Ärgers, als Ihnen ein Kollege ins Wort gefallen ist oder Ihnen eine andere Kundin die letzte Dose des Sonderangebots im Supermarkt vor der Nase weggeschnappt hat.

Vielleicht haben Sie auch schon öfter die Aussage gehört oder gelesen: „Sie sind mehr als Ihre Gefühle." Dies soll bedeuten, dass Ihre Gefühle zwar zu Ihnen gehören, dass sie aber keineswegs Ihre Persönlichkeit ausmachen und auch nicht hauptsächlich Ihr Leben bestimmen müssen.

Meine Botschaft an Sie ist, dass diese Mechanismen auch für den Tinnitus gelten. Manchmal haben Sie vielleicht das Gefühl, dass Sie es einfach nicht aushalten können, wenn das Ohrgeräusch gerade intensiv oder laut wahrnehmbar ist. Sie werden aber feststellen, dass Sie es doch aushalten können.

Nicht selten tritt jedoch auch die Angst auf, dass die Situation zukünftig nicht auszuhalten sein wird, wenn der Tinnitus dauerhaft lauter oder intensiver werden sollte. Machen Sie sich bewusst: In den meisten Fällen wird ein Tinnitus über einen längeren Zeitraum gesehen eher weniger intensiv wahrnehmbar sein. Die Angst hat dabei einen großen Anteil am Leiden Tinnitus – ein Teufelskreis, den es zu durchbrechen gilt. Auch Entspannungsübungen wie die progressive Muskelentspannung (siehe Seite 102) können dabei helfen.

Sport und Bewegung

Auch Gemeinschafts- und Vereinssport können einen wichtigen Beitrag leisten, wieder unter Menschen zu kommen und vielleicht bereits vorhandenen Tendenzen zur sozialen Isolation entgegenzuwirken. Häufig wirken die Kontakte auch in den privaten Bereich hinein bis hin zur Entstehung von neuen Freundschaften. Diese sozialen Kontakte können sehr stabilisierend wirken und dazu beitragen, den Tinnitus auf einem kompensierten Niveau zu halten.

Sport und insbesondere Gemeinschaftssport sind meist gut geeignet, um für den Moment der Ausübung vom Tinnitus abzulenken. Es wird ein anderer Fokus gesetzt, und die mit dem Sport verbundene Geräuschkulisse kann den Tinnitus verdecken. Insbesondere dann, wenn die Geräusche positiv besetzt werden.

Insbesondere Sport in der Gruppe oder im Team hilft Ihnen gut, sich vom Tinnitus abzulenken

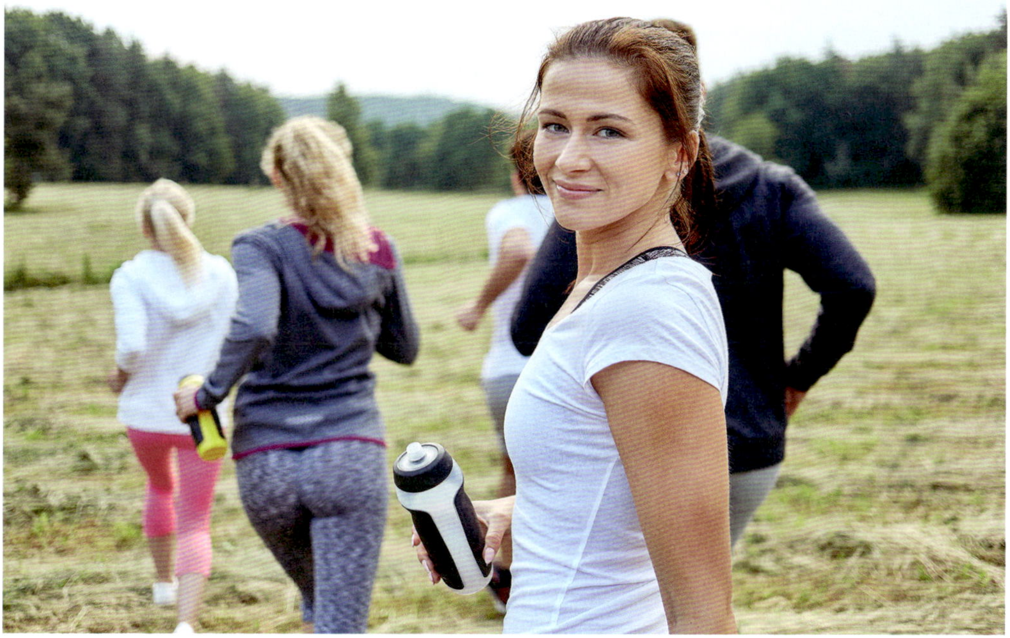

In Gemeinschaft läuft's besser

Möglichkeit 1: Treten Sie in einen Sportverein ein und suchen Sie sich eine Sportart, die Sie anspricht. Planen Sie die Teilnahme regelmäßig im Alltag ein. Haben Sie Bekannte, die vielleicht auch mit dieser Sportart starten möchten? Dann können Sie sich ruhig zusammentun und gegenseitig zum regelmäßigen Training motivieren. Sie können auch gut Fahrgemeinschaften für den Weg zur Sportstätte bilden, dadurch eine Verlässlichkeit einfordern und darüber hinaus die Umwelt schonen.

Möglichkeit 2: Sie suchen sich einen oder mehrere Partner und verabreden sich zum Radsport, Schwimmen oder Lauftraining. Achten Sie darauf, dass Sie auf vergleichbarem Konditionsniveau starten, um keine Frustration bei einem der Sportpartner zu erzeugen.

Regelmäßige körperliche Aktivität verbessert die Stimmung und das Selbstbild.

Körperliche Aktivität kann das Wohlbefinden steigern und auch gegen Depressionen wirksam sein. Die Stimmungsaufhellung ist bei Menschen mit depressiven Erkrankungen sogar stärker ausgeprägt als bei psychisch Gesunden, möglicherweise weil depressive Menschen „mehr Luft nach oben" haben, das Verbesserungspotenzial bei ihnen also größer ist.

Eine unabhängige Analyse, die viele geeignete Studien zusammenfasste, schätzte das antidepressive Potenzial als moderat ein. Es erscheint aber sinnvoll, die persönlichen Möglichkeiten in dieser Hinsicht bei Bedarf auszuschöpfen.

Für die Wirksamkeit von Sport gegen Depressionen werden verschiedene Wege diskutiert. So könnte durch Sport die Ausschüttung spezieller Nervenwachstumsfaktoren gefördert werden. Dies kann das Wachstum und die Entwicklung von Nervenzellen beeinflussen und Anpassungsvorgänge im Gehirn fördern, die bei Depressionen gestört sind. Auch das Immunsystem könnte positiv beeinflusst werden.

Sport führt zu einer erhöhten Aktivität in den Bereichen der Hirnrinde, die für Bewegung und Sinneseindrücke zuständig sind sowie für die einfachen Aufgaben, den Körper in der Funktion zu erhalten. Die Hirnbereiche, die für höhere Aufgaben zuständig sind – wie etwa Planung und Problemlösung sowie für die Informationsverarbeitung auf der Gefühlsebene – sind weniger aktiv. Diese Bereiche sind aber bei Depressionen eher hyperaktiv, z. B. im Zusammenhang mit negativen Gefühlen und Grübeln. Im Rahmen des Sports sinkt diese Aktivität sogar auch langfristig.

Studien legen nahe, dass ein dreimaliges Training von 30 bis 45 Minuten pro Woche günstig ist. Doch scheinen auch schon Effekte bei weniger intensiver körperlicher Aktivität möglich. Sowohl alleine die regelmäßige Aktivität als auch mögliche Fitnesserfolge können Ihr persönliches Selbstbewusstsein stärken. Dies vermittelt zudem das Bewusstsein, auch in anderen Lebensbereichen aktiv gestaltend wirken zu können.

Sie sind also in der Lage, entscheidend Einfluss auf Ihr Leben zu nehmen. Nutzen Sie diese Chance und schöpfen Sie das Potenzial aus, das sich Ihnen bietet. Gute Möglichkeiten für mehr Bewegung sind z. B. Laufen, Schwimmen, Radfahren oder auch ein Mannschaftssport, der Ihnen Freude macht.

Nehmen Sie es positiv zur Kenntnis, wenn Sie es schaffen, eine Regelmäßigkeit in Ihrem persönlichen Bewegungsprogramm herzustellen. Seien Sie aber auch nachsichtig mit sich selbst, wenn es Ihnen mal nicht gelungen ist, sich zum Training zu motivieren. Das ist menschlich. Geben Sie jedoch nicht anderen die Schuld, letztendlich liegt die Verantwortung für Ihr Leben bei Ihnen.

Nach den Bewegungseinheiten werden Sie am Abend auch möglicherweise schneller müde sein und gegebenenfalls leichter in den Schlaf finden, trotz Ihres Tinnitus. Achten Sie aber in diesem Zusammenhang darauf, Ihr Sportprogramm eher nicht in die zwei Stunden vor dem Schlafengehen zu legen, da dies dazu führen kann, dass Sie aufgrund der Aktivierung durch den Sport noch zu wach sind, um gut zu Ihrer normalen Schlafenszeit in den Schlaf zu finden. Dies gilt zumindest für intensive körperliche Betätigung. Für die meisten Menschen dürften sich prinzipiell die Stunden zwischen 16 und 19 Uhr zum Trainieren gut eignen, weil zu dieser Zeit der Körper sehr leistungsfähig ist.

Progressive Muskelentspannung

Die meisten Patienten mit einem chronischen Tinnitus weisen eine erhöhte Spannung ihrer Muskulatur auf. Vielen fällt es schwer, zur Ruhe zu kommen und Körper und Geist zu entspannen. Es lohnt sich also, neben der regelmäßigen Bewegung auch seine Entspannungsfähigkeit zu verbessern und die Regeneration nicht dem Zufall oder einer Wirkung von Fernsehen, Internet oder Konsolenspielen zu überlassen. Meine Empfehlung lautet: Lernen Sie eine Entspannungsmethode. Gut geeignet sind z. B. das autogene Training und insbesondere die progressive Muskelentspannung!

Prinzipiell können Sie aber nach Vorliebe und eigener Neigung alle möglichen Methoden zum Einsatz bringen. Wichtig erscheint dabei, dass Sie die bevorzugte Methode gut beherrschen und ohne großen Aufwand – sei es räumlich oder zeitlich – durchführen können. Dann gelingt es, dies auch regelmäßig zu tun. Aus diesem Grund möchte ich Ihnen die progressive Muskelentspannung näherbringen, die sich mit etwas Übung recht einfach erlernen und in den Alltag integrieren lässt.

Was sind hierbei die Wirkmechanismen? Andauernde seelische Anspannung führt zu einem erhöhten Tonus der Muskulatur im Körper. Dieses Zusammenspiel von Psyche und Körper wirkt aber auch in die umgekehrte Richtung und genau hierauf beruht der Ansatz der progressiven Muskelentspannung auch Muskelrelaxation oder kurz PM genannt.

Die Methode geht auf den US-amerikanischen Arzt und Physiologen Edmund Jacobson (1888–1983) zurück, der Anfang des 20. Jahrhunderts die Zusammenhänge zwischen innerer Unruhe, Angst und Stress und Anspannungszuständen der Muskulatur erkannte.

Durch eine Reduzierung der Anspannung der willkürlichen Muskulatur soll mithilfe der PM ein Zustand auch geistiger Entspannung erreicht werden. Idealerweise wird eine sich fortsetzende Verstärkung erreicht, bei der die vertiefte innere Ruhe dann ihrerseits eine zunehmende Muskelentspannung hervorruft und so weiter.

Jacobson beobachtete auch, dass auf eine kurzzeitige Anspannung einer Muskelgruppe eine vertiefte Entspannung folgt, die sich nicht nur muskulär zeigt, sondern – und das macht seine Untersuchungen bis heute so bahnbrechend – auch relaxierende Wirkung auf praktisch alle anderen Organsysteme (z. B. Herzkreislaufsystem, Verdauungsorgane, Immunsystem) wie auch auf psychischer Ebene hat.

Die Fähigkeit einer raschen und wirksamen Regeneration des Organismus kann im Alltag als wirksamer Schutzschild vor Beanspruchungen wirken. Vereinfacht gesagt: Wer gut entspannen kann, kann meist auch gut mit Stress umgehen, ohne Schaden zu nehmen.

Schon wenige Minuten der progressiven Muskelentspannung können sich positiv auf das Befinden auswirken.

Sie haben schon einmal Entspannungstechniken erprobt und hatten Schwierigkeiten damit? Die gute Nachricht ist: Jeder kann seine Entspannungsfähigkeit steigern. Man könnte sogar sagen: Jeder kann dies auch mit der progressiven Muskelentspannung erreichen. Natürlich ist damit nicht gesagt, dass PM die für Sie geeignetste Methode ist, es lohnt sich immer verschiedene Verfahren kennenzulernen und herauszufinden, was am besten zu einem selbst und den eigenen Bedürfnissen passt.

Der Vorteil, der sich mit PM verbindet: Wenn ein Basisablauf erst einmal erlernt und etabliert ist beziehungsweise sich eine entsprechende Routine entwickelt hat, können Sie beginnen, quasi in allen möglichen Alltagssituationen zu experimentieren.

Die Übungen lassen sich im Sitzen, Liegen oder Stehen durchführen. Einzelne Übungsabschnitte eignen sich auch besonders gut bei alltäglich auftauchenden Gelegenheiten wie z. B. beim Warten auf den Bus oder während einer längeren Bahnfahrt, bei Wartezeiten in der Schlange beim Bäcker und so weiter. Schon wenige Minuten können Wohlbefinden vermitteln. Tiefe Entspannungszustände benötigen in der Regel etwas mehr Zeit.

Der Übungsrahmen

Grundsätzlich gilt: Machen Sie es sich nicht zu leicht! – Sie finden, dies ist eine merkwürdige Empfehlung? Nein, denn viele Frustrationen mit Entspannungstechniken rühren daher, dass sie an einen Kontext gebunden erlernt wurden, der später dann kaum beziehungsweise im Alltag nie mehr zur Verfügung stand, Beispiel: in einem abgedunkelten, warmen Raum auf einer Matte und Decke liegend, dies bei sphärischen Klängen und betörenden Düften.

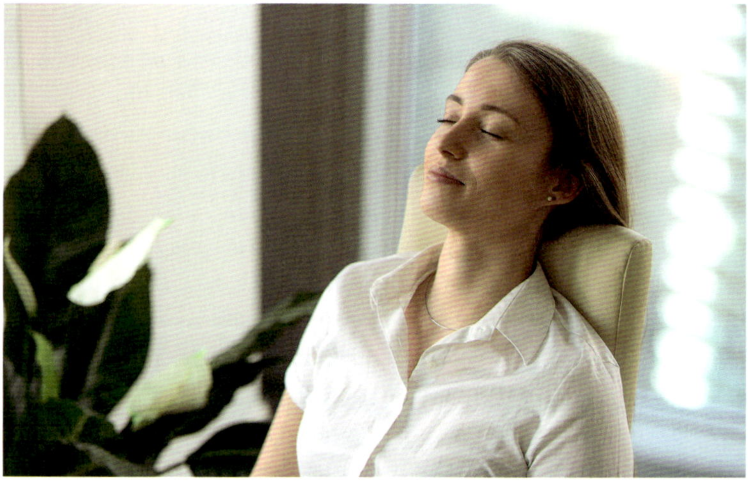

Üben Sie zunächst im Sitzen, auf einem alltäglichen Stuhl

Wieder konfrontiert mit dem Alltag, ist der innere Einwand naheliegend: „Wie soll ich denn jetzt und hier entspannen, ich habe ja nicht die Bedingungen wie im Übungsraum zur Verfügung?“ Entspannung ist also nicht mit einem durch äußerliche Rahmenbedingungen initiiertes Wellnessprogramm zu verwechseln.

Entspannung beschreibt vielmehr die Fähigkeit, die Sie aus sich heraus entwickeln können, sich gerade unabhängig von solchen inneren und äußeren Bedingungen entspannen und gelassen bleiben zu können. Üben Sie daher zunächst im Sitzen, auf einem alltäglichen Stuhl. Versuchen Sie möglichst viele äußere Bedingungen bei Ihrem regelmäßigen Üben konstant zu halten: die Vorbereitung des Raums, Ihr Sitzmöbel, eventuell die Tageszeit (eine, zu der Sie sich selbst als lern- und konzentrationsfähig erleben) und auch den Übungsablauf.

Verzichten Sie möglichst auch auf die Anleitung durch Dritte (zumindest mittel und langfristig), verzichten Sie auch auf andere Hilfsmittel wie Decken, besänftigende Musik und so weiter. Dies mag zunächst etwas karg wirken, wird Ihnen jedoch dabei helfen, das eigentliche Phänomen der Entspannung rascher und vertiefter wahrzunehmen. Das Thema Musik kann in ruhiger Umgebung jedoch auch wiederum hilfreich sein, wenn es darum geht, den störenden Tinnitus etwas zu verdecken. Ansonsten nutzen Sie das Geräusch der eigenen, vertieften Atmung zur akustischen Ablenkung.

Um mit etwas Neuem vertraut zu werden, benötigt man anfangs in aller Regel etwas mehr Zeit. Als Faustregel kann man sagen: Versuchen Sie zunächst zweimal pro Woche mindestens 20 Minuten reine Übungszeit einzuplanen. Das bedeutet, dass Sie insgesamt wohl circa 30 Minuten benötigen werden.

> Versuchen Sie zunächst zweimal pro Woche mindestens 20 Minuten Übungszeit einzuplanen.

Es ist durchaus realistisch, dass sie auf diese Weise nach etwa sechs bis acht Terminen schon eine recht zuverlässige und erholsame Entspannungsreaktion erreichen können. Diese wird mit dem alltäglichen Üben immer stabiler und auch unabhängiger von Ihrer jeweiligen Tagesform oder einem beispielsweise sehr stressigen Tagesablauf.

Entspannungsreaktionen erkennen und erleben

Bevor Sie loslegen, sollten Sie natürlich wissen, woran Sie eine Entspannungsreaktion erkennen können. Neben individuellen Empfindungen gibt es recht verlässliche Reaktionen des Organismus, die bei den meisten Menschen als Zeichen vertiefter Entspannung einsetzten. Dazu gehören:

- ein Gefühl von Schwere oder Leichtigkeit, vor allem in den Gliedmaßen
- Hände, Füße, aber auch die Bauchregion oberhalb des Bauchnabels können sich warm anfühlen (Hinweis auf eine verbesserte Durchblutung)
- Form oder Größe einiger Körperbereiche werden verändert erlebt
- Magengeräusche und vermehrter Speichelfluss (Aktivierung des Verdauungsapparates als Zeichen für eine regenerative Phase des Organismus)
- vermehrte Sekretion von Tränenflüssigkeit: feucht werdende Augen.

Der Übungsablauf

Ich möchte Ihnen nun einen Übungsablauf schildern, den Sie mit relativ wenig Aufwand in einem angemessenen Zeitraum verinnerlichen können, um ihn dann auch ohne äußere Anleitung gedanklich bei Bedarf abrufen zu können. Durch die regelmäßige Anwendung können Sie mit alltäglichen Belastungen etwas gelassener umgehen, und damit auch den Tinnitus besser bewältigen.

Es ist hilfreich, einen ritualisierten Ablauf einzuüben, bestehend aus Einstimmungsphase, Übungsphase und gegebenenfalls der sogenannten Rücknahme.

Einstimmungsphase

Nehmen Sie immer eine gleiche Körperhaltung ein, z. B. entspannt und gerade aufgerichtet auf einem Stuhl. Lehnen Sie sich an die Rückenlehne an, legen Sie die Hände auf den Oberschenkeln ab. Die Füße stehen etwa schulterbreit voneinander mit ganzer Fußsohle auf dem Boden.

Atmen Sie einige Male bewusst tief durch, machen Sie sich noch mal mit Ihrer Umgebung vertraut und achten dabei auch auf Geräusche, die Sie wahrnehmen können. Dies kann auch Ihr Tinnitus sein, jedoch: Er ist nur eines vieler Geräusche, Sie brauchen ihm jetzt keine besondere Beachtung zu schenken.

Die Einstimmungsphase kann auch etwas kürzer ausfallen und vielleicht nur aus drei langsamen, tiefen Atemzügen bestehen. Wenden Sie sich dann ausschließlich der Wahrnehmung Ihrer Muskulatur und der in ihr vorhandenen Anspannung zu. Ein Schließen der Augen kann die Fokussierung auf das Körperempfinden erleichtern und die Übungsphase einleiten.

Übungsphase

In dieser Lernphase sollten Sie die Übungen wie unten beschrieben immer in der gleichen Reihenfolge durchlaufen. Wenn Sie einmal die Basis gelegt haben und erfahrener sind, können Sie gegebenenfalls einzelne Übungen häufiger durchführen, andere wiederum weglassen, Reihenfolgen umstellen und auch eigene Abläufe entwickeln, die Ihnen in dem Augenblick gerade guttun.

Lassen Sie jedoch nicht zu schnell bestimmte Übungen wegfallen, da sich das Potenzial der Übungen möglicherweise erst nach einiger Zeit zeigen wird.

Rücknahme

Durch die Rücknahme wird die Übungssitzung aktiv beendet. Dies bedeutet einen Übergang aus der vertieften Entspannung zurück in den Alltag, aber in einem veränderten Zustand mit mehr Ruhe und Gelassenheit und mehr Frische! Ballen Sie dazu z. B. die Hände wiederholt kräftig zu Fäusten, atmen Sie einige Male tief ein und aus, öffnen Sie die Augen, strecken Sie sich noch im Sitzen. Stehen Sie dann auf und bewegen sich im Raum, bis Sie wieder munter sind.

Die Übungen der Progressiven Muskelentspannung lassen sich gut an die individuellen Bedürfnisse anpassen.

Die Übungen

Die Übungen der PM lassen sich in vier Teile untergliedern:

1. Entspannung der Hände und Arme
2. Entspannung von Gesicht und Schultern
3. Entspannung von Brustkorb und Bauch sowie
4. Entspannung von Gesäß und Beinen

10 Sekunden Anspannung

Jeder Übungsteil besteht aus einer Anspannungs- und einer Entspannungsphase. Für die Anspannung der jeweiligen Körperpartie gilt, dass diese Phase circa nur zehn Sekunden dauern sollte. Dabei sollten Sie die Spannung soweit steigern, bis diese deutlich, aber nicht zu stark zu spüren ist. Auch sollten sich die Muskeln nicht verkrampfen.

Die Intensität der Spannung können Sie je nach Bedarf wählen: Sind Sie sehr müde, könnten Sie jede dritte Übung etwas kräftiger ausführen, um Ihre Konzentration zu festigen, sich quasi gewissermaßen von einer deutlichen Empfindung zur nächsten hangeln. Sind Sie im Gegenteil jedoch sehr gestresst oder aufgewühlt, beginnen Sie mit kräftigerer Anspannung, die Sie dann von Übung zu Übung reduzieren und immer sanfter werden lassen.

Vollständige Entspannung

Lassen Sie die Anspannung jeweils wieder vollständig los. Geben Sie sich auch etwas Zeit, die Entspannung noch zu vertiefen und ihr nachzuspüren. Da Anspannung in der Regel gut wahrnehmbar und lokalisierbar ist – Entspannung und Gelöstheit aber wesentlich subtiler sind –, sollte das Verhältnis zwischen An- und Entspannung circa eins zu drei oder sogar eins zu fünf betragen. Das bedeutet: Wenn die Anspannung zehn Sekunden lang beobachtet wurde, sollte die Entspannungsphase etwa 30 Sekunden (oder mehr) andauern, bevor Sie eine nächste Übung ausführen.

Übungsfolge von Kopf bis Fuß

Schritt 1

- Ballen Sie zunächst die Schreibhand für fünf bis zehn Sekunden zur Faust. Dann entspannen und 30 Sekunden nachspüren.
- Ballen Sie die andere Hand ebenfalls für fünf bis zehn Sekunden zur Faust – loslassen und 30 Sekunden entspannen. Gehen Sie ebenso vor für beide Hände gleichzeitig.
- Danach spannen Sie beide Arme für fünf bis zehn Sekunden an: Beugen Sie dazu die Arme Richtung Schulter. Spannen Sie den Bizeps an, die Hände dabei möglichst lockerlassen – wieder loslassen und 30 Sekunden die sich einsetzende Entspannung spüren.
- Nun die Hände herumdrehen, sodass die Handinnenflächen nach oben zeigen. Beide Arme gegen die Unterlage (im Liegen) oder die Knie (im Sitzen) drücken. Auf die Spannung in den hinteren Streckmuskeln der Oberarme achten – wieder loslassen und nachspüren.

Schritt 2

- Weiter geht es mit dem Gesicht und den Schultern: Ziehen Sie zunächst die Stirn hoch zu den Augenbrauen, die Stirn runzeln – wieder loslassen und für 30 Sekunden die Entspannung spüren.
- Nun die Augen zusammenkneifen, ohne dass es unangenehm ist – wieder loslassen und nachspüren.

- Beißen Sie als Nächstes die Zähne etwas zusammen, sodass Sie die Kiefermuskulatur anspannen, ohne dass es zu Verkrampfungen und Schmerzen kommt – wieder lösen und nachspüren.
- Drücken Sie jetzt die Lippen fest zusammen und achten auf das Spannungsgefühl in den Lippen – wieder loslassen und die Entspannung genießen.
- Für den Nacken den Kopf vorsichtig nach hinten oben ziehen, ohne zu verkrampfen. Dann drehen Sie den Kopf langsam zur rechten und danach zur linken Schulter. Achten Sie währenddessen auf die Spannung in der Nackenregion – wieder loslassen und nachspüren.
- Ziehen Sie jetzt die Schultern hoch Richtung Ohrregion und beobachten Sie die Spannung in den Schultermuskeln – entspannen.

Schritt 3

- Für den Brustkorb tief einatmen, sodass sich Brust und Bauch vorwölben. Die Luft kurz anhalten – wieder ausatmen, alles loslassen und 30 Sekunden entspannen.
- Die Bauchmuskulatur ist dran: Halten Sie diese für fünf bis zehn Sekunden angespannt, halten und – entspannen.
- Für den Rücken nun die Schulterblätter nach hinten Richtung Wirbelsäule ziehen. Spüren Sie die Spannung in den Rückenmuskeln – wieder lösen und 30 Sekunden nachspüren.

Schritt 4

- Wir sind bei den Beinen angekommen: Spannen Sie bitte die Oberschenkel und Gesäßmuskeln an – loslassen und 30 Sekunden entspannen.
- Ziehen Sie nun die Zehen und Füße in Richtung Gesicht. Spannen Sie dabei die Schienbein- und Wadenmuskulatur an – wieder loslassen und nachspüren.

- Rollen Sie die Zehen behutsam ein, ohne zu verkrampfen. Spüren Sie das Spannungsgefühl in den Füßen – wieder lösen und nachspüren.

Sie haben jetzt einmal den gesamten Körper bearbeitet. Sie können das Entspannungsgefühl noch vertiefen, indem Sie im Geiste nochmals die verschiedenen Stationen in umgekehrter Reihenfolge durchgehen. So kann sich die Entspannung immer mehr ausdehnen und intensiver spürbar werden. Nehmen Sie ganz bewusst und positiv das angenehme Gefühl von Gelöstheit und Entspannung in der jeweiligen Körperpartie wahr.

Über das angenehme Spüren der muskulären Entspannung vertieft sich die geistige Ruhe – und umgekehrt.

Feldenkrais

Häufig sind wir uns nicht bewusst, dass wir uns im Alltag auf nicht ökonomische Art bewegen und damit beispielsweise bestimmte Muskeln auf unnötige Art und Weise überanstrengen. Dies kann zu Verspannungen, Schmerzen und körperlichen Beschwerden führen wie auch zu dem Gefühl, dass der Körper den Anforderungen des Alltags nicht mehr genügt.

Der israelische Physiker und Bewegungslehrer Moshé Feldenkrais (1904–1984) entwickelte eine Methodik, die darauf abzielt, körperliche und geistige Fähigkeiten in einem Lernprozess zu verbessern beziehungsweise zu optimieren. Dabei werden Bewegungsmuster, die sich über die Zeit etabliert haben, überprüft und unser Bewusstsein geschärft, ob wir entsprechende Bewegungsabläufe nicht effizienter – ohne besondere Anstrengung – durchführen können.

Dieses Lernen der besonderen Art, das vielfältige Möglichkeiten unseres Körpers und auch unseres Geistes in der Bewegung aufzeigt, führt gegebenenfalls durch die dabei entstehenden Wechselwirkungen zu einer neuen Körpererfahrung und zu mehr ganzheitlicher Beweglichkeit.

Feldenkrais ist keine spezifische Therapie des Tinnitus. Die Methode wird aber vor allem körperliche Beschwerden verbessern können und Ihnen ein Gefühl dafür geben, dass Sie durch Hinterfragen und Verändern von Bewegungs- und Verhaltensmustern einen Gewinn im Alltag erreichen können.

Es erscheint schwierig, an dieser Stelle eine konkrete Einführung in die praktische Umsetzung der Methodik zu geben. Ich verweise auf die angegebene Literatur beziehungsweise CDs (siehe Serviceteil) oder besser noch an entsprechende Feldenkraisschulen, von denen sich möglicherweise die eine oder andere auch in Ihrer Nähe befinden wird.

Qigong

Qigong ist ein Bestandteil der traditionellen chinesischen Medizin (TCM). Der Gedanke hinter der Methode ist eine Regulierung der Lebensenergie im menschlichen Körper. Möglichen energetischen Schieflagen kann demnach durch entsprechende harmonisierende Übungen vorgebeugt oder sie können ausgeglichen werden. Dabei werden Atemübungen, Konzentrationsübungen, langsame Bewegungen und meditative Zustände verschmolzen.

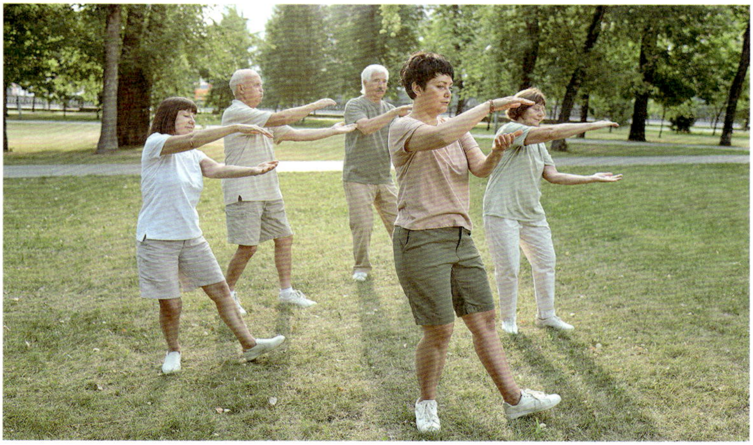

Qigong, vor allem in der Gruppe, beinhaltet wichtige Ansätze einer Tinnitustherapie

Qigong beinhaltet einige wichtige Ansätze einer Tinnitustherapie wie Entspannung, Reduktion der Muskelanspannung, Umlenkung der Aufmerksamkeit, Stressreduktion, aber auch Aktivität und gegebenenfalls Kommunikation – insbesondere dann, wenn die Therapie in der Gruppe erfolgt.

Der aktive und bei aller Langsamkeit der Übungsdurchführungen enthaltene Bewegungsaspekt erscheint besonders gut für Patientinnen und Patienten geeignet, die mit passiven Entspannungsmethoden teils Probleme haben.

Eine Studie Eberhard Biesingers, veröffentlicht u.a. 2010 in der wissenschaftlichen Zeitschrift Journal of Psychosomatic Research, verglichen 40 Patienten mit einem chronischen Tinnitus, die über fünf Wochen zehn Einheiten eines Qigong-Trainings erhielten mit einer Kontrollgruppe ebenfalls von 40 Tinnituspatienten, die jedoch keine derartige Therapie erhielten (sogenannte Wartegruppe). Das Ergebnis: Die Selbsteinschätzung als auch der Score (Punktwert) in einem Tinnitusfragebogen sank in der Qigonggruppe signifikant, das heißt, die Teilnehmer erlebten subjektiv eine Verbesserung ihres Tinnitusschweregrads. Dies interessanterweise besonders deutlich bei Teilnehmern, die Merkmale eines somatosensorischen Tinnitus aufwiesen (siehe auch Kapitel zur Halswirbelsäure, Seite 27).

> Qigong beinhaltet wichtige Ansätze, die unter anderem auch Bestandteil einer Tinnitustherapie sind.

Der gute Schlaf

Guter Schlaf ist nicht selbstverständlich und keineswegs bei allen Menschen die Regel. Man schätzt, dass 20 bis 30 Prozent aller Deutschen unter Schlafstörungen leiden. Auch Tinnituspatienten sind häufig betroffen, die Störungen werden dann meist ursächlich dem Tinnitus zugeschrieben. Nicht selten wird so der Tinnitus zum Sündenbock auch für Konzentrationsstörungen, Nervosität und innere Unruhe am Tag gemacht.

Vor allem Betroffene, die unter chronischem Tinnitus leiden, berichten von Ein-, Durchschlaf- und Wiedereinschlafstörungen, häufig schon vor dem Zubettgehen – geprägt von der Angst, wegen des Tinnitus schlecht zu schlafen. Ein Teufelskreis ist praktisch vorprogrammiert.

Viele Patienten haben die Hoffnung und Vorstellung, dass mit einer Beseitigung des Tinnitus alle anderen Probleme verschwinden. Dieser Gedanke lässt jedoch unberücksichtigt, dass der Tinnitus in der Regel nur eine der Ausprägungsformen zugrundeliegender Störungen des Gesamtorganismus ist und in Wechselwirkung mit diesen steht. So haben etwa Konzentrations- und Schlafstörungen bei genauerer Betrachtung häufig schon vor Auftreten eines Tinnitus bestanden.

Natürlich kann ein Tinnitus beim Einschlafen stören und auch beim Wiedereinschlafen hinderlich sein. Es ist aber nicht der Tinnitus, der zum Aufwachen geführt hat. Er kann allerdings die erste Wahrnehmung sein, die Sie bewusst empfinden, wenn Sie sich fragen: „Warum nur bin ich jetzt gerade aufgewacht?"

In der stillen Umgebung des nächtlichen Schlafzimmers ist der Tinnitus natürlich auch sehr präsent und wird meist als überaus störend empfunden. Nicht zuletzt lässt fehlender Schlaf den inneren Stress größer werden, was wiederum die Fokussierung auf den Tinnitus fördert. Wir brauchen also den guten Schlaf, um einmal mehr diese Negativspirale zu durchbrechen.

Im Schlaf ist unser Immunsystem aktiv, ebenso das Lerngedächtnis, während viele andere Organe und Organsysteme im Ruhemodus und damit in Regeneration begriffen sind. Die meisten Erwachsenen benötigen sieben bis acht Stunden Schlaf, wenige kommen auch mit vier bis fünf Stunden aus.

Entscheidend ist nicht nur die Schlafdauer, sondern in erster Linie die Schlafqualität und Schlafeffizienz. Die Kernfrage also ist, wie ausgeruht und leistungsfähig man am nächsten Tag ist. Übrigens führen auch Depressionen zu Ein- und Durchschlafstörungen, ferner zu einer Verringerung der erholsamen Tiefschlafphasen.

Abfolge der Schlafzyklen

In der Nacht werden vier bis sieben Schlafzyklen von jeweils 90 bis 120 Minuten Dauer durchlaufen. Diese Schlafzyklen bestehen jeweils aus der Phase des oberflächlichen Schlafs, der rasch in die Phase des stabilen Schlafs und des Tiefschlafs übergeht und mit dem REM-Schlaf abschließt. Die REM-Phase (engl. rapid eye movements) ist gekennzeichnet durch schnelle Augenbewegungen unter geschlossenen Lidern. In dieser Schlafphase finden die meisten Träume statt.

> Die meisten Erwachsenen benötigen sieben bis acht Stunden Schlaf.

Der Anteil der Tiefschlafphasen, die mit der körperlichen Regeneration verbunden sind, nimmt mit jedem Zyklus an Dauer ab, sodass bereits früh im Gesamtschlaf der wichtige Anteil dieser Phase absolviert wurde. Dies sollten Sie sich bewusst machen, wenn Sie vielleicht am Morgen relativ früh aufwachen. Die gute Nachricht: Untersuchungen in Schlaflaboren haben ergeben, dass viele Patienten ihre nächtlichen Wachzeiten erheblich überschätzen. Mit anderen Worten: Eine schlecht geschlafene oder empfundene Nacht muss nicht zwangsläufig einen schlechten Tag zur Folge haben.

10 goldenen Schlafregeln

Die Deutsche Gesellschaft für Schlafforschung und Schlafmedizin e.V. (DGSM) hat in ihrer Leitlinie zum Thema Schlafstörungen beziehungsweise nicht erholsamer Schlaf verschiedene Verhaltensempfehlungen veröffentlicht. Daran anlehnend möchte ich Ihnen zehn Empfehlungen für einen verbesserten Schlaf bei chronischem Tinnitus mit auf den Weg geben. Manche dieser Empfehlungen dürften sich von selbst erschließen, aber vielleicht haben Sie an andere Dinge noch nicht gedacht.

Und wie fast immer gilt: Eine zu dogmatische Einhaltung von Empfehlungen oder Regeln, kann Sie auf anderer Ebene unter Druck setzen. Es geht darum, sich einfach der positiven Auswirkungen der vorgestellten Schlafempfehlungen auf Ihren Alltag bewusst zu sein. Bauen Sie jedoch keine feste Erwartung darauf auf.

Es geht nicht darum, dass ein Brechen der Regeln in jedem Fall zwangsläufig zu einem schlechteren Schlaf führen muss. Ausnahmen darf es immer einmal geben. Finden Sie heraus, welche der folgenden Empfehlungen bei Ihnen persönlich gegebenenfalls besonders gute Effekte erzielen:

1. Schauen Sie nachts nach Möglichkeit nicht auf die Uhr oder Ihren Wecker, wenn Sie Probleme mit dem Schlaf haben. Überzeugen Sie sich vor dem Einschlafen, dass der Wecker gestellt und alles für den nächsten Tag vorbereitet ist. Verbannen Sie dann den Wecker aus Ihrem direkten Gesichtsfeld. Das häufige nächtliche Kontrollieren der Uhrzeit kann eine Schlafstörung konditionieren. Das Wegdrehen des Weckers soll demgegenüber die Gelassenheit in der Nacht fördern.

2. Trinken Sie nach dem Mittagessen keine koffeinhaltigen Getränke mehr (Kaffee, Tee, Cola und so weiter). Gelegenheitsraucher sollten am Abend auch nicht rauchen.

3. Vermeiden Sie Alkohol im Allgemeinen und insbesondere direkt vor dem Schlafengehen. Zwar kann Alkoholkonsum zu einem leichteren Einschlafen führen, unterdrückt aber dann den REM-Schlaf und Tiefschlaf. Nach Alkoholkonsum wird der Schlaf gegen Morgen oftmals oberflächlich und durch Wachperioden unterbrochen. Hilfreich ist es, Alkohol nur in geringen Mengen und bis spätestens zwei bis drei Stunden vor dem Schlafengehen zu trinken.

4. Verzichten Sie nach Möglichkeit auch auf schwere Mahlzeiten am Abend. Durch eine erhöhte Magen- und Darmaktivität kann der Schlaf unruhiger und oberflächlicher werden.

5. Gehen Sie regelmäßig körperlichen Aktivitäten nach. Dadurch erhöhen sich die Tiefschlafanteile. Sorgen Sie deshalb für ausreichend Bewegung, am besten an der frischen Luft. Vermeiden Sie jedoch stärkere körperliche Aktivitäten in den Abendstunden, da dadurch die Körpertemperatur wieder ansteigt, was das Einschlafen behindert.

6. Lassen Sie den Tag ruhig ausklingen und versuchen Sie, vor dem Zubettgehen buchstäblich abzuschalten. Setzen Sie sich z. B. einen Termin, an dem Sie aufhören zu arbeiten oder sich mit Problemen auseinanderzusetzen (auch gedanklich). Schalten Sie dann ganz bewusst auf Freizeit um, auch wenn diese Freizeit im Zweifel nur eine halbe Stunde dauern sollte. Es geht hierbei um einen deutlichen Wechsel zwischen Anspannung und Entspannung.

Wenn dennoch Gedanken an Probleme auftreten, sagen Sie sich ein inneres „Stopp!". Sagen Sie wenn möglich laut zu sich: „Morgen ist auch noch ein Tag!" Sie können auch eine andere, für Sie hilfreiche Selbstinstruktion formulieren. Legen Sie sich unter Umständen einen Notizblock mit Stift ans Bett, um mit einem Stichwort ein Problem oder einen wichtigen Gedanken, der Ihnen nicht aus dem Kopf gehen will, diesen auf den nächsten oder einen anderen Tag zu verschieben. So können Sie beruhigt in dem Wissen, dass der Gedanke nicht verlorengehen kann, für heute abschließen und entspannt einschlafen.

7. Finden Sie ein persönliches Einschlafritual. Dies kann aus einem abendlichen Spaziergang, dem Hören ruhiger Musik, einer Tasse Kräutertee oder Entspannungsübungen bestehen. Vielleicht erinnern Sie sich daran, dass uns die Gutenachtgeschichte der Eltern in die richtige Einschlafstimmung versetzt hat und das Einschlafen häufig schwerer fiel, wenn die Geschichte im Einzelfall mal ausblieb.

Auch wenn das Lesen bei Schlafstörungen eigentlich nicht ins Schlafzimmer gehört, kann es dem Einzelnen als Einschlafritual durchaus helfen. Achten Sie in diesem Fall aber auf die Art der Lektüre: Spannende Geschichten, Horror und so weiter sind selbstverständlich eher ungünstig zu werten.
Falls der Tinnitus beim Einschlafen besonders stark auf sich aufmerksam macht, kann Ihr Ritual auch akustische Verdeckung beinhalten, z. B. das Anschalten eines Zimmerbrunnens oder das Hören Ihrer individuellen Einschlafmusik, die sich durch Verwendung eines Timers dann im weiteren Verlauf der Nacht abschaltet und so weiter.

8. Schaffen Sie eine angenehme Atmosphäre im Schlafzimmer. Achten Sie auf eine gute Matratze und eine ruhige, abgedunkelte und gut gelüftete Umgebung bei 15 bis 17 Grad Raumtemperatur.

Auch Lärmbelästigung führt oft zu einer stärkeren Beeinträchtigung des Nachtschlafs. Selbst ohne Erwachen kann Lärm zu einer Störung der Schlafphasen führen. Gelingt es, etwaige Außengeräusche gedanklich positiver zu besetzen, können diese aber vielleicht sogar als Ablenkung vom Tinnitus nützlich sein.

Pflegen Sie Ihren ganz persönlichen Schlafwachrhythmus.

9. Gehen Sie nur ins Bett, wenn Sie müde sind. Günstig hierbei ist ein fester Rhythmus mit annähernd gleichbleibenden Bettgehzeiten. Unregelmäßige Bettgehzeiten bewirken eine verzögerte Freisetzung des schlafanstoßenden Hormons Melatonin und können damit den Schlaf-wach-Rhythmus nach hinten verschieben.

10. Das Bett ist nur zum Schlafen da. Vermeiden Sie Arbeiten, Fernsehen oder Ähnliches im Bett. Und: Grübeln Sie nicht im Bett. Diskussionen und Problembesprechungen mit dem Partner gehören ebenfalls nicht mit unter die Decke. Ansonsten wird die innere Kopplung zwischen Bett und Schlaf gefährdet. Sexuelle Aktivitäten sind allerdings erlaubt.

Störenfriede ignorieren!
Widmen Sie gelegentlichen oder in außergewöhnlichen Situationen auftretenden Schlafstörungen nicht zu viel Aufmerksamkeit, sonst geht die unbefangene Einstellung zum Schlaf verloren. Der ärgste Feind des Schlafes ist der Wunsch, endlich schlafen zu wollen oder gar zu müssen.

Tipps für den Schichtdienst

Schlafhygiene ist für Schichtarbeiter besonders wichtig: Wer nach der Schicht erst einmal im Sessel einnickt, kann später oft im Bett nicht weiterschlafen, denn der stärkste Schlafdruck ist dann weg. Um nach der Arbeit besser abzuschalten, kann man ein festes Ritual ausprobieren, denn dieses signalisiert dem Organismus, dass gleich die Schlafenszeit beginnen wird (z. B. bestimmte Musik zum Entspannen). Die üblichen Maßnahmen der akustischen Verdeckung des Tinnitus können natürlich auch bei Schichtarbeitern zur Anwendung kommen.

Am Arbeitsplatz kann sehr helle Beleuchtung über die nächtlichen Tiefpunkte hinweghelfen. Befinden Sie sich als Nachtarbeiter bei Tageslicht auf dem Heimweg, kann es Ihnen in der hellen Jahreszeit helfen, eine Sonnenbrille zu tragen, damit der Organismus durch die Helligkeit nicht auf Tag programmiert wird. Zuhause angekommen, sollten sie möglichst gut die Räume verdunkeln und nur schummriges Licht einschalten. Lärmisolierung schirmt von den Geräuschen des Tages ab, kann aber auch den Tinnitus unter Umständen präsenter machen.

Bei Wechselschicht ist eine Verschiebung des Schichtbeginns auf einen jeweils späteren Zeitpunkt sinnvoll, die Abfolge könnte z. B. so aussehen: Beginn mit einer Frühschicht, dann Zwischenschicht, Spätschicht, eventuell Nachtschicht, dann eine Woche frei. Wer im festen Rhythmus Wechselschichten arbeitet, hat es leichter, wenn er in den letzten Tagen der jeweiligen Schicht ein bis zwei Stunden später schlafen geht. Dadurch wird der Körper auf die kommende Schicht vorbereitet.

In der Praxis heißt das, auch wenn es schwierig ist: Wer montags Frühschicht hat, sollte auch schon am Sonntag um die entsprechende Zeit aufstehen. Abends kann man dann während der Schichttage leichter einschlafen, und am Morgen fällt das Aufstehen leichter. Wer am nächsten Tag früh raus muss, sollte nur schlafen gehen, wenn er wirklich müde ist. Wer im Bett liegt und nicht wieder einschlafen kann, steht besser wieder auf und wartet, bis er richtig schläfrig ist.

Zu viel Kaffee in Nacht- oder Spätschichten kann das spätere Einschlafen behindern.

Und noch ein Tipp: In Nacht- oder Spätschichten nicht zu viel Kaffee trinken, auch das behindert das anschließende Einschlafen. Frühschichtarbeitenden, die aus Sorge vor dem Verschlafen gar nicht erst einschlafen können, helfen gegebenenfalls ein psychologisches Training oder Entspannungstechniken bei der Angstbewältigung. Dies gilt freilich auch, wenn man nicht zusätzlich von einem chronischen Tinnitus betroffen ist.

Ein frühes Erwachen am Morgen kann übrigens Symptom einer Depression sein. In diesen Fällen sind eine psychotherapeutische Diagnostik und Behandlung angezeigt (siehe Seite 77). Wenn sich aber keine entsprechenden Hinweise auf eine Depression finden, empfiehlt sich der einfache Rat: Später ins Bett gehen! Wer kontinuierlich etwas später das Bett aufsucht, z. B. jeden Tag um 15 Minuten, der kann zumindest versuchen, sein Früherwachen in Richtung der gewünschten Uhrzeit zu verlegen, sofern es nicht der eigenen inneren Uhr völlig entgegenläuft.

Schlafmittel: Top oder Flop?

Bei täglicher Einnahme führen Schlafmittel wie Benzodiazepine nach gewisser Zeit zu einer Gewöhnung und verlieren an Wirksamkeit. Wenn sie abrupt abgesetzt werden, tritt als Entzugssymptom unter anderem Schlaflosigkeit auf. ▶▶

Ein Absetzen sollte insbesondere bei längerer oder höher dosierter Verwendung nur unter ärztlicher Kontrolle erfolgen. Grundsätzlich sollte ein Gebrauch der meisten Schlafmittel wohl überlegt sein und nur in enger Abstimmung mit einem Arzt erfolgen, da häufig eine Medikamentenabhängigkeit droht.

Last but not least: Bewusste Atmung

Kehren wir nochmals an den Anfang des Buches zurück. Vielleicht erinnern Sie sich an die erste Übung? Zum Ende der wichtigsten Alltagshilfen möchte ich mit Ihnen noch einmal zu unserer ersten Wahrnehmungsübung zum Einstieg zurückkehren (siehe Seite 6). Erinnern Sie sich noch, wie es Ihnen bei dieser ersten Übung erging? Sie haben zu jeder Zeit an jedem Ort ein ganz einfaches Instrument bei sich, mit dem Sie unmittelbar Einfluss auf Körper und Psyche nehmen können – und damit auch Belastungen reduzieren –, und zwar Ihre Atmung.

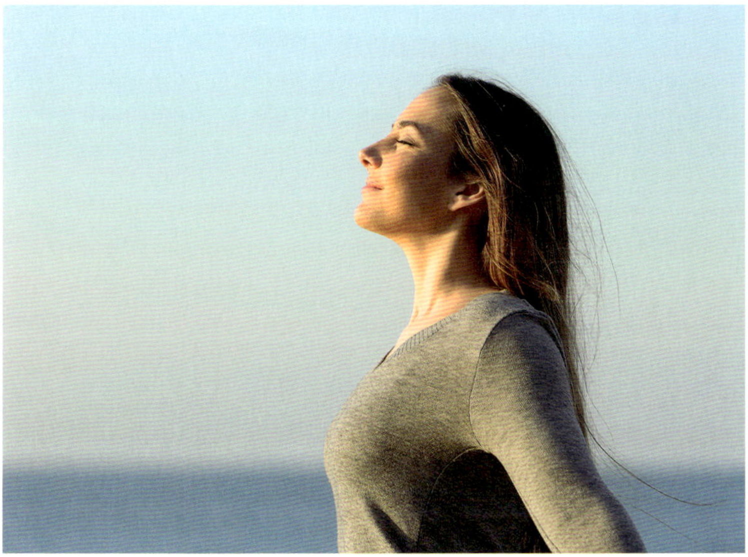

Mit der Atmung können Sie unmittelbar Einfluss auf Körper und Psyche nehmen – und damit auch Belastungen reduzieren

Ähnlich wie schon beim Üben mit der progressiven Muskelentspannung (siehe Seite 102), ist es bei der bewussten Atmung wichtig, dass die Ausatmung jeweils länger andauert als die Einatmung.

Bewusste Atmung: Der Körpercheck

Beobachten Sie Ihre Atmung, die Tiefe der Atemzüge und die Frequenz. Atmen Sie gleichmäßig ein und aus oder dauert eine dieser beiden Phase länger? Spüren Sie, wie sich die Bauchdecke hebt und senkt. Gleiches gilt für den Brustkorb. Legen Sie gegebenenfalls eine Hand jeweils auf den Bauch und den Brustkorb, um die Ausdehnung beziehungsweise die Bewegungen Ihrer Atemräume besser zu spüren.

Machen Sie nun einen Körpercheck: Beginnen Sie bei den Füßen und wandern mit Ihrer Aufmerksamkeit langsam nach oben bis hin zum Kopf. Fühlen Sie, ob Ihr Körper in dem jeweiligen Abschnitt warm oder kalt ist, locker oder angespannt, Ihnen leicht oder schwer vorkommt. Atmen Sie während dieser Reise durch den Körper ruhig ein und aus. Versuchen Sie, das Ausatmen jeweils länger zu gestalten.

Dieser Körpercheck kann gut genutzt werden, um das bewusste Atmen zu üben und auch zu Beginn einer Meditationseinheit, um ein Gefühl für das eigene Befinden zu bekommen. Es kann durchaus sein, dass Sie während solcher Übungen oder danach Ihren Tinnitus weniger, unter Umständen aber auch intensiver wahrnehmen. Lassen Sie sich davon nicht verunsichern. Diese Beobachtungen sind normal und werden auch von anderen so erlebt.

Es hat sich ein Atemrhythmus bewährt, bei dem die Atemfrequenz auf zehn Atemzüge pro Minute reduziert wird. Dies muss Ihnen selbstverständlich nicht von heute auf morgen gelingen, sondern wir wollen Schritt für Schritt den Atem beruhigen: Die Phase des Einatmens sollte dabei vier Sekunden betragen, die

Ausatemphase sechs Sekunden. Dieser Rhythmus sollte am besten mehrmals täglich über beispielsweise zehn Minuten durchgeführt werden. Das können Sie spielerisch in Ihren Alltag integrieren und werden schon bald feststellen, wie gut Ihnen die bewusste Atmung gelingt.

Konzentrieren Sie sich gerade in der Phase der Ausatmung auch auf die Geräusche Ihrer vertieften Atmung – dies kann auch von Ihrem Tinnitus ablenken, und die bewusste Atmung kann so einen anderen Fokus Ihrer Aufmerksamkeit darstellen. Schon lange werden Atemtechniken eingesetzt, um Einfluss auf Körpervorgänge und den Geist zu nehmen. Dies geschieht teilweise intuitiv, wenn wir etwa versuchen, uns oder jemand anderen zu beruhigen: „Jetzt atmen wir erst einmal tief durch."

Ich selbst habe während meines Medizinstudiums begonnen, Yogatechniken zu erlernen. Dabei waren Atemübungen ein wichtiger Bestandteil, wenn nicht sogar ein zentraler Aspekt des Unterrichts, da die Körperübungen nicht für sich stehen, sondern den Körper unter anderem für die Atmung öffnen sollen.

Meine Yogalehrerin wiederholte mantraartig gerne diese Worte: „Atmen ist Leben und Leben ist Atmen." Zweifelsohne sind diese beiden Dinge physiologisch untrennbar miteinander verbunden, aber die Aussage ist auch hinsichtlich der Überlegung wahr, dass eine bewusste Atmung zu einem bewussteren Leben führen kann.

> Über das Ein- und Ausatmen stehen wir mit dem Rest der Welt in Verbindung.

Gerade für die Atmung gilt, dass wir über das, was wir ein- und ausatmen, mit dem Rest der Welt unmittelbar in Verbindung stehen. Dies ist ein Aspekt, der heute im Zusammenhang mit Themen wie Globalisierung und Umweltschutz bedeutsamer erscheint denn je.

Ihr persönlicher Wochenplan zur Tinnitusbewältigung

Sie haben in diesem Kapitel sehr viel an Wissen gesammelt und vielleicht auch schon die ersten Ideen, was Sie für sich von all diesen Maßnahmen umsetzen möchten. Es kann sehr hilfreich sein, sich dazu ein wenig zu strukturieren. Wichtig ist beispielsweise eine gewisse Regelmäßigkeit, wenn es um Themen wie Achtsamkeit, Ausdauer und Bewegung oder Entspannungs- und Atemübungen geht.

Besonders zu Beginn jeden übenden Verfahrens müssen die neuen Techniken erst verinnerlicht werden, um sie dann jederzeit wieder abrufen zu können. Wie ich schon an anderer Stelle betonte, sind Sie bitte nachsichtig mit sich, wenn Sie mal eine Trainingseinheit, die Sie sich fest vorgenommen hatten, dann doch nicht absolvieren. Machen Sie sich bewusst, dass es nicht darum geht, Punkte abzuhaken, um sich zu optimieren, sondern darum, das eigene Wohlbefinden zu pflegen und liebevoll zu schützen. Die einzelnen Punkte in Ihrem persönlichen Wochenplan sollten nie als belastende Aufgabe, sondern als positiv besetztes Erfahrungsfeld erlebt werden.

Versuchen Sie dennoch, sich so gut es geht an Ihre eigenen Vorgaben zu halten. Das erhöht die Zufriedenheit. Sie könnten sich beispielsweise auch selbst eine Belohnung in Aussicht stellen. Ich habe Ihnen beispielhaft einen Wochenplan zusammengestellt, den Sie als Vorlage verwenden können.

Mein Wochenplan zur Tinnitusbewältigung

	VORMITTAGS	NACHMITTAGS	ABENDS
Mo	Muskelentspannung (10 Minuten)		Lieblingsmusik hören (30 Minuten)
Di	Bewusste Atmung (10 Minuten)	Muskelentspannung (30 Minuten)	
Mi		Bewusste Atmung (10 Minuten)	
Do		Ich sehe was, was du nicht siehst (10 Minuten)	Muskelentspannung (30 Minuten)
Fr		Qigong (20 Minuten)	
Sa	Einkauf auf dem Wochenmarkt mit/für Wahrnehmungsübung	Kochen und Verkostung mit Freunden (z. B. Apfeltest)	Lauftraining (30 Minuten)
So	Waldspaziergang mit Wahrnehmungsübung (90 Minuten)	Lieblingsmusik hören (30 Minuten)	

Tinnitus in bestimmten Lebenssituationen

Sie haben auf den vorherigen Seiten jetzt wiederholt erfahren, dass es bei der Therapie des chronischen Tinnitus darum geht, mit diesem einen Weg im Alltag zu finden und mit den Geräuschen besser klarzukommen. Exemplarisch möchte ich mit Ihnen verschiedene Lebensbereiche und Situationen im Leben anschauen, in denen der Tinnitus von besonderer Bedeutung sein kann. Wie können Sie diesen Situationen begegnen und was können die Antworten auf sich aufdrängende Fragen in diesem Zusammenhang sein?

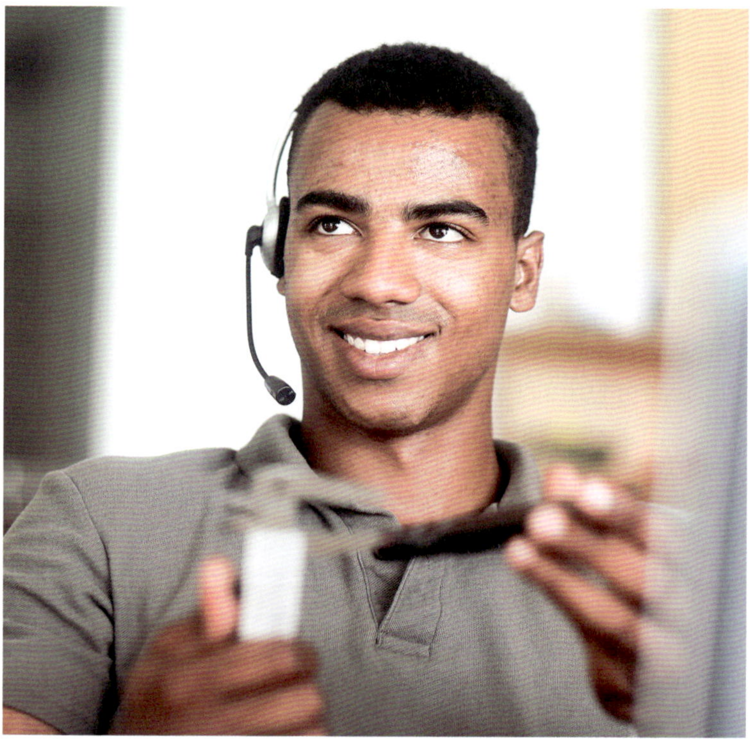

Es lohnt sich, Problemen mit Tinnitus am Arbeitsplatz auf den Grund zu gehen. Die Verwendung eines geeigneten Headsets kann zum Beispiel eine Erleichterung bedeuten

Tinnitus und Job

Viele Tinnituspatienten erleben bei der Arbeit in bestimmten Situationen ihren Tinnitus als sehr unangenehm.

Beispiel aus meiner Praxis

Herr W. hat seit fünf Jahren einen beidseitigen hochfrequenten Tinnitus. In der HNO-ärztlichen Diagnostik stellte sich heraus, dass der 43-Jährige an einem beginnenden Hochtonhörverlust leidet. Weitere Konsequenzen wurden daraus jedoch nicht abgeleitet. Der Patient arbeitet in der Werbebranche und mag seinen kommunikativen Job im Büro. An Tagen mit vielen Besprechungen erlebt er allerdings, dass er den Gesprächen im Laufe des Tages immer schwieriger folgen kann. Sein Tinnitus macht sich dann auch zunehmend störend bemerkbar. Dies wirkt auch noch in den Abend hinein, wenn er nach dem Arbeitstag zu Hause entspannen möchte. Häufig fühlt er sich dann nur noch müde und es fehlt die Lust zu weiteren Aktivitäten, denen er sonst gerne nachgegangen ist.

In solchen Fällen ist es immer wichtig herauszufinden, ob nicht unter Umständen ein eingeschränktes Verstehen das Hauptproblem am Arbeitsplatz darstellt, und sich wie bei Herrn W. im Fallbeispiel dann die erhöhte Höranstrengung in einer Zunahme auch des Tinnitus äußert.

Der Tinnitus ist dann wiederum als eine Art Signal zu verstehen, dass Sie das Hören und Verstehen im beruflichen Umfeld vielleicht überfordert und Ihre Ressourcen erschöpft. Um die Situation bei Problemen mit Tinnitus am Arbeitsplatz besser einschätzen zu können, stellen Sie sich gegebenenfalls bitte folgende Fragen:

> Tinnitus kann eine Art Signal sein, dass Sie das Hören und Verstehen im beruflichen Umfeld überfordert und erschöpft.

- Gibt es möglicherweise Zusammenhänge mit Konflikten mit Kollegen oder Kunden?
- Dient die Intensivierung des Tinnitus vielleicht als Zeichen, um Situationen anzuzeigen, die Sie bei der Arbeit als grundsätzlich problematisch wahrnehmen?

- Kann der Tinnitus auch als Anlass dienen, sich unangenehmen Momenten zu entziehen oder entziehen zu dürfen?
- Warum fühlen Sie sich abends so geschafft mit dem Gefühl, zu nichts mehr in der Lage zu sein?

Oft dient bereits eine genauere Betrachtung wiederkehrender Situationen im Beruf und am Arbeitsplatz als Grundlage für hilfreiche Veränderungen der Arbeitssituation. Konkret kann z. B. die Verwendung eines speziellen Schwerhörigentelefons die telefonische Kommunikation erleichtern. Auch die Verwendung eines geeigneten Headsets kann eine Erleichterung bedeuten.

Sinnvolle Kommunikationsstrategien

Eine Schulung über sinnvolle Kommunikationsstrategien schafft zusätzlich einerseits ein Bewusstsein für etwaige Schwierigkeiten und Fallen in der täglichen Kommunikation mit den Kollegen, sie kann andererseits konkrete individuelle Lösungsmöglichkeiten anbieten.

Beispiel: Mit den Kollegen in der betreffenden Abteilung kann eine Gesprächsdisziplin vereinbart werden. Das bedeutet, dass immer nur eine Person zur gleichen Zeit spricht. Meetings können so organisiert werden, dass genügend Zeit dafür zur Verfügung steht, dass alle Beteiligten in Ruhe zu Wort kommen.

Tipp: Sofern bei Ihnen ein Grad der Behinderung im Sinne einer Schwerbehinderung besteht, können Sie auch die Unterstützung öffentlicher Stellen wie der Integrations- beziehungsweise Inklusionsämter der Länder nutzen, die Schwerbehinderte über sogenannte Fachdienste bei notwendigen Veränderungsprozessen am Arbeitsplatz begleiten und gegebenenfalls auch finanzielle Hilfen bereitstellen können.

Dies kann vor allem bei kommunikationsintensiven Tätigkeiten und bei hochgradiger Hörschädigung sinnvoll sein. Die Betroffenen leiden dann unter einem sogenannten Hörstress – eine

Situation, die sich jedoch oft durch unterstützende Technik oder eine passgenaue Organisation (z. B. regelmäßige Hörpausen) meistern lässt.

Hinweise für eine schwerhörigengerechte Gestaltung des Arbeitsplatzes finden Sie beispielsweise auch auf der Internetseite des Deutschen Schwerhörigenbunds e.V. (DSB), Berlin, die Internetadressen der zuständigen Integrations- beziehungsweise Inklusionsämter unter rehadat.de.

Special: Der Tinnitus im Sozialrecht

Schwerbehinderung bei Tinnitus? Nicht selten stellen Patienten im Rahmen einer Rehabilitationsbehandlung in unserer Klinik die Frage, ob ein Tinnitus eine mögliche Schwerbehinderung bedingen würde. Zum Verständnis dieser Frage und der Antwort darauf, möchte ich Sie erst einmal mit einigen Gesichtspunkten vertraut machen.

Ein Tinnitus bedingt für sich genommen keine Schwerbehinderung.

Im Schwerbehindertenrecht ist für die Feststellung des sogenannten Grades der Behinderung, kurz GdB, nicht die Diagnose und deren Ursache entscheidend, sondern die tatsächliche Beeinträchtigung im Alltag, die sich aus einem Körperschaden beziehungsweise einer Erkrankung ergibt. Der Grad der Behinderung dient dabei als Maßstab für die körperlichen, geistigen, psychischen und sozialen Auswirkungen einer Funktionsbeeinträchtigung aufgrund eines Gesundheitsschadens und kann maximal 100 betragen. Entgegen häufiger Annahme wird der GdB nicht in Prozent angegeben, sondern völlig ohne Bezugsgröße.

Als Grundlage für die Einordnung einer Funktionsstörung im Schwerbehindertenrecht dienen die versorgungsmedizinischen Grundsätze der Versorgungsmedizinordnung des Bundesministeriums für Arbeit und Soziales. Nach den identischen Kriterien erfolgt die Beurteilung im sozialen Entschädigungsrecht, hier wird der Grad der Schädigung (GdS) festgestellt. Aus dem GdB oder dem GdS ist nicht auf das Ausmaß einer Leistungsfähigkeit zu schließen. Die entsprechenden Werte sind unabhängig vom ausgeübten Beruf zu ermitteln beziehungsweise zu beurteilen.

Die Feststellung eines GdB setzt voraus, dass die zugrundliegenden Gesundheitsstörungen nicht nur vorübergehend sind, sondern sich über einen Zeitraum von mehr als sechs Monaten erstrecken. Ein Tinnitus alleine ohne nennenswerte psychische Begleiterscheinungen wird maximal einen GdB von null bis zehn bedingen. Entscheidend sind meistens psychische Auswirkungen des Tinnitus beziehungsweise psychische Störungen, die zusammen mit dem Tinnitus auftreten können.

In Fällen mit schweren psychischen Störungen kann unter Umständen auch ein GdB von mindestens 50 anerkannt werden. Zur Beurteilung dieser Fälle ist eine psychiatrische Beurteilung notwendig.

Eine Schwerbehinderung mit möglichen Nachteilsausgleichen im Alltag (z. B. Zusatzurlaub, erweiterter Kündigungsschutz, Möglichkeit einer vorgezogenen Altersrente) wird erst ab einem GdB von 50 anerkannt. Erst dann erhalten Sie auch einen Schwerbehindertenausweis.

Bei einem GdB von mindestens 30, aber unter 50, können Sie unter bestimmten Voraussetzungen bei der Bundesagentur für Arbeit einen Antrag auf eine sogenannte Gleichstellung einreichen. Zu den Voraussetzungen zählt, dass Sie „infolge ihrer Behinderung ohne die Gleichstellung einen geeigneten Arbeitsplatz [...] nicht erlangen oder nicht behalten können (gleichgestellte behinderte Menschen)“, Zitat des Neunten Buches Sozialgesetzbuch vom 23. Dezember 2016 (BGBl. I S. 3234), das zuletzt durch Artikel 7c des Gesetzes vom 27. September 2021 (BGBl. I S. 4530) geändert worden ist.

Es muss also eine Gefährdung Ihres Arbeitsplatzes in Zusammenhang mit der Behinderung vorliegen. Wird die Gleichstellung erteilt, haben Sie in Zusammenhang mit Ihrer Arbeit einen Anspruch auf bestimmte Nachteilsausgleiche und Erleichterungen, die auch für schwerbehinderte Menschen gelten: z. B. die Betreuung durch spezielle Fachdienste, Hilfe bei der Arbeitsplatzumgestaltung, besonderen Kündigungsschutz und so weiter). Eine vorgezogene Inanspruchnahme der Altersrente ist aber nicht möglich, ebenso werden auch keine zusätzlichen Urlaubstage gewährt.

Sollten Sie einen Antrag auf einen Grad der Behinderung gestellt haben und sollte die gutachterliche Feststellung, die meist erst einmal nach Aktenlage erfolgt, nicht zu dem von Ihnen gewünschten Ergebnis führen, sollten Sie für sich gut überlegen, inwieweit Sie weitere Schritte bis hin zur Klage vor dem Sozialgericht einleiten. Vergessen Sie nie, dass eine konfliktbehaftete Beschäftigung mit dem Thema Tinnitus diesen tatsächlich mehr in den Vordergrund der Aufmerksamkeit befördern wird und am Ende Ihren Leidensdruck verschärfen kann.

Ihr Tinnitus erhielte unter Umständen eine angemessen erscheinende Würdigung. Doch ist es das, was Sie wirklich wollen? Oder geht es Ihnen um eine geringere Bedeutung des Geräusches in Ihrem Leben? Nehmen Sie sich Zeit, diese Fragen in Ruhe für sich zu überlegen.

Kann ich mit meinem Tinnitus zur Arbeit oder bedingt der Tinnitus eine Arbeitsunfähigkeit?

Ein chronischer Tinnitus für sich allein stellt keine Begründung für eine Arbeitsunfähigkeit dar. Eine über Wochen oder Monate dauernde Herausnahme aus dem Arbeitsleben kann für eine Gewöhnung an den Tinnitus sogar kontraproduktiv sein. Ein normaler strukturierter Tagesablauf und eine berufliche Aufgabe können eher vom Tinnitus ablenken. Beispielsweise gegenüber einer Situation Zuhause, in der man sich am Ende vor anderen, aber auch vor sich selbst für die Arbeitsunfähigkeit rechtfertigen muss, z. B. durch einen besonders stark empfundenen und gegebenenfalls auch demonstrierten Leidensdruck.

Ein chronischer Tinnitus für sich allein stellt keine Begründung für eine Arbeitsunfähigkeit dar.

Bei einem akut aufgetretenen Tinnitus kann es unter Umständen sinnvoll sein, die Betroffenen für kurze Zeit aus einem überlastenden Umfeld herauszunehmen. In dieser Zeit sollte jedoch bereits an der Entwicklung von Bewältigungsstrategien gearbeitet werden und natürlich eine akute Verschlechterung der Hörleistung als möglich Ursache abgeklärt werden.

Kommt eine Erwerbsminderungsrente aufgrund meines Tinnitus infrage?

Vielleicht sind Sie auch so verzweifelt, dass Sie sich mit Ihrem Tinnitus nicht nur kurzfristig arbeitsunfähig einschätzen, sondern sich gar nicht mehr in einer beruflichen Tätigkeit sehen. Wahrscheinlich kommt an dieser Stelle dann auch die Frage nach der Möglichkeit einer Erwerbsminderungsrente auf, um eine gewisse – wenn auch deutlich eingeschränkte – finanzielle Absicherung zu erhalten.

Wiederum sind zwei Gesichtspunkte an dieser Stelle wichtig: Aus meinen bisherigen Ausführungen zu entsprechenden gutachterlichen Einschätzungen, die sich auf die Leistungsfähigkeit in Zusammenhang mit einem chronischen Tinnitus beziehen, wird deutlich, dass ein Tinnitus für sich alleine meist keine Einschränkung der Leistungsfähigkeit bedeutet, die zur Gewährung einer Erwerbsminderungsrente führen würde. Ferner wird ein Rentenwunsch das Leiden am Tinnitus eher fixieren oder sogar verstärken.

Sie sollten auch unbedingt noch mal darüber nachdenken, warum der berufliche Bereich oder die konkrete aktuelle berufliche Tätigkeit so problematisch erscheinen. Ist es wirklich der Tinnitus, der hier entscheidend ist? Oder sind es eigentlich andere Problemfelder und der Tinnitus ist die vielleicht leichter zu akzeptierende Erklärung beziehungsweise Begründung? Möglicherweise findet sich ja doch eine Lösung aus Ihrem Dilemma.

Tinnitus als Folge einer berufsbedingten Lärmbelastung

Berufliche Lärmexposition kann unter bestimmten Umständen zu einer Innenohrstörung führen, der sogenannten Lärmschwerhörigkeit. In diesen Fällen kann sich dann auch im Laufe der Zeit ein Tinnitus entwickeln. Damit ein Tinnitus als Folge beruflichen Lärms von den Unfallversicherungsträgern (Berufsgenossenschaften) anerkannt wird, sind das Vorliegen und die Anerkennung einer Innenohrerkrankung, die durch Lärm verursacht wurde, zwingende Voraussetzung.

Dazu müssen Betroffene Lärm entsprechend intensiv am Arbeitsplatz ausgesetzt gewesen sein. Ein typischer Hörverlust (im Hochtonbereich) muss in den Hörtesten nachweisbar sein.

Das Symptom Tinnitus ist in der Bezeichnung der Berufskrankheit „Lärmschwerhörigkeit" eigentlich nicht vorgesehen, wird aber gegebenenfalls in der gutachterlichen Praxis bei der Einschätzung der sogenannten Minderung der Erwerbsfähigkeit (kurz MdE) berücksichtigt.

Bei der MdE handelt es sich um ein Maß für die Einschränkungen der Arbeitsmöglichkeiten durch die infolge eines Versicherungsfalls eingetretene Minderung des körperlichen und geistigen Leistungsvermögens. Kurz gesagt, es wird eine Einschätzung gegeben, wie groß die

Auswirkungen des Schadens auf die berufliche Tätigkeit im Allgemeinen sind.

Sondersituation Lärmarbeit

Arbeit im Lärm kann bei Nichtbeachtung von entsprechenden Lärmschutzmaßnahmen tatsächlich zu einer lärmbedingten Schwerhörigkeit führen. Werden darüber hinaus bestimmte Arbeitsstoffe beziehungsweise Chemikalien, z. B. Blei oder Quecksilber, freigesetzt, die prinzipiell das Ohr schädigen können, kann sich der für das Gehör schädliche Effekt noch verstärken.

Es gelten daher Arbeitsplatzgrenzwerte, die eine schädliche Wirkung solcher Arbeitsstoffe verhindern oder weniger wahrscheinlich machen sollen. Der aktuelle Stand bezüglich schädlicher Auswirkungen von Arbeitsstoffen auf das Gehör ist im Positionspapier über ototoxische Arbeitsstoffe des Arbeitskreises Lärm im Ausschuss Arbeitsmedizin der Deutschen Gesetzlichen Unfallversicherung (DGUV) dargestellt und auch online abrufbar.

Eine besondere Schwierigkeit für Tinnitusbetroffene stellt das Tragen von Lärmschutz am Arbeitsplatz dar. Lärmschutz jeglicher Art reduziert zwar die Außengeräusche, wird gegebenenfalls aber andererseits auch genau durch diesen Effekt zu einer stärkeren Wahrnehmung eines vorhandenen Tinnitus führen, der ohne Gehörschutz vielleicht durch Außengeräusche gut verdeckt gewesen wäre.

Eine einfache Lösung dieses Problems wird nicht immer möglich sein. Hörgeräte dürfen im Lärmbereich nicht getragen werden beziehungsweise sind diese mit ihren Ohrpassstücken (Otoplastiken) in der Regel nicht als Lärmschutz geeignet und zugelassen.

Hiervon gibt es nur wenige Ausnahmen wie die ICP Hörsysteme, die aus einem Hörgerät mit einem speziell entwickelten Lärmarbeitsplatzprogramm und einer dafür zugelassenen Gehörschutzplastik bestehen. Das Kürzel ICP kommt aus dem Englischen und steht für: Insulating Communication Plastic – das bedeutet übersetzt: Hörschutz, der die Kommunikation ermöglicht.

Lärmschutz mit integriertem Radio kann akustisch vom Tinnitus ablenken.

Interessant: Es gibt auch Lärmschutz mit einem integrierten Radio, das eine akustische Ablenkung bieten kann. Hier sind aber selbstverständlich auch die Anforderungen des Arbeitsschutzes zu berücksichtigen, wenn es etwa darum geht, dass Warnsignale gehört werden müssen oder eine Kommunikation am Arbeitsplatz erforderlich ist. Diese wäre z. B. auch über einen entsprechend ausgerüsteten Lärmschutz mit Funkanbindung möglich. Besprechen Sie Ihre individuellen Bedürfnisse und Fragen in der HNO-ärztlichen Praxis und mit Ihrem Hörgeräteakustiker sowie gegebenenfalls mit dem Betriebsarzt oder Arbeitgeber.

Auf Reisen und in der Freizeit

Jetzt geht es in den Urlaub: Sie brauchen keine Angst zu haben, mit dem Tinnitus auf Reisen zu gehen. Bei Flugreisen können die Geräusche der Klimaanlage und Lüftung sogar positiv ablenkend wirken. Gleiches gilt für die Geräusche, die von anderen Passagieren und Kabinenpersonal verursacht werden.

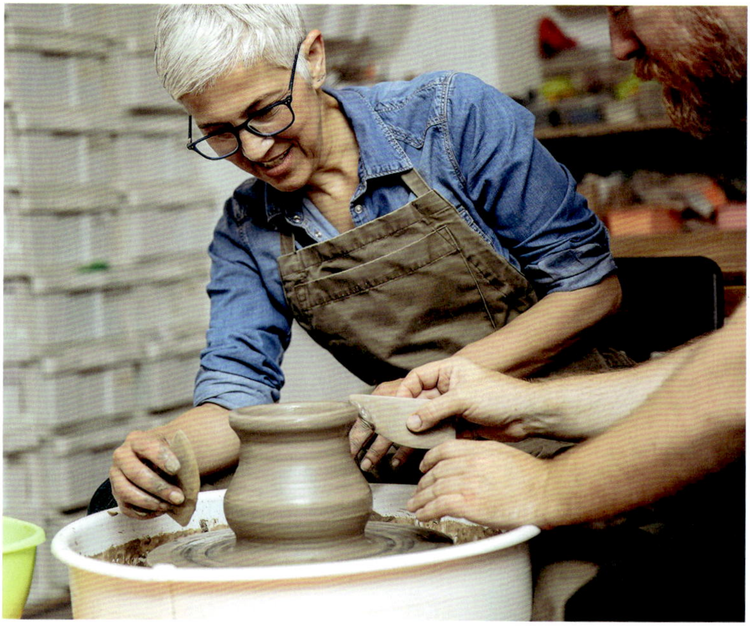

Wenn Sie das, was Sie in der Freizeit tun, gerne machen, können Sie wohltuende Ablenkung vom Tinnitus erfahren

Auch das Unterhaltungsprogramm an Bord kann helfen, z. B. durch das Schauen neuer Filme oder das Hören von Musik vom Tinnitus abzulenken. Ähnliches gilt für Bahnreisen. Hier sollten Sie sich überlegen, ob Sie eher die akustische Ablenkung durch die Umgebung suchen oder im Ruhebereich selbst für den akustischen Hintergrund sorgen (z. B. durch Musikhören via App).

Probieren Sie auch sinnliche Kombinationen. Beispiel: Wenn Sie einen Reiseführer über Irland in Vorbereitung auf Ihre Reise lesen, können Sie auch probieren, sich passend zur Stimmung des Buches Musik zur musikalischen Untermalung beim Lesen auszusuchen – in diesem Falle z. B. Irish Folk. So wird die Ablenkung vom Tinnitus gleich zu einem Vergnügen in mehrfacher Hinsicht.

Im eigenen Auto können Sie die Geräusche im Innenbereich natürlich maßgeblich selbst mitbestimmen. Machen Sie auf längeren Autofahrten aber auch ausreichend Pausen – insbesondere für Ihre Ohren: Wie wäre es mit einem kurzen Spaziergang im Grünen und ablenkendem fröhlichen Vogelgezwitscher?

Sie sollten das Gefühl haben, dass Sie bei Maßnahmen zur Tinnitusbewältigung in Ihrer Freizeit etwas Positives für sich insgesamt tun – ganz unabhängig vom Tinnitus. Sie sollten nicht Ihr Leben am Tinnitus ausrichten, aber der Tinnitus kann Anlass sein, zu hinterfragen, was Ihnen eigentlich wann und wo guttut. Wenn Sie das, was Sie in der Freizeit tun, gerne machen, können Sie relativ schnell und einfach wohltuende Ablenkung vom Tinnitus erfahren – und gleichzeitig eine Bestätigung und Befriedigung etwa beim Sport oder in anderen sozialen Bereichen.

Im engen Kreis: Selbsthilfegruppen

Ob Beruf oder Privatleben: Viele von einem chronischen Tinnitus Betroffene fühlen sich von Ihrem Umfeld oft unverstanden. Ich möchte Ihnen deswegen noch die Möglichkeiten in einer Selbsthilfegruppe als Weg vorstellen, sich über Erlebtes auszutauschen,

Hilfe und Informationen zu erhalten oder weiterzugeben – unter Menschen, denen es in vielerlei Hinsicht ähnlich wie Ihnen geht.

Eine Studie der Deutschen Tinnitus Liga e.V. (DTL) konnte belegen, dass das Wissen zum Tinnitus besonders groß bei den Betroffenen war, die aktuell oder in der Vergangenheit an Selbsthilfegruppen teilgenommen hatten. Was ich Ihnen damit sagen möchte: Der Gewinn von Wissen ist ein wichtiger Aspekt der Selbsthilfe. Die andere Seite ist die Weitergabe des Wissens bereits erfahrener Tinnitusbetroffener an jene, die sich noch nicht so ausführlich mit dem Thema beschäftigt haben.

Auch in den Selbsthilfegruppen sollte es stets um eine lösungsorientierte Auseinandersetzung mit dem Tinnitus gehen und nicht darum, sich im eigenen Leid zu bestärken beziehungsweise sich gegenseitig sein Leid zu klagen, denn das kann sich sogar ungünstig auswirken – für alle Beteiligten.

Selbsthilfegruppen können durch Erfahrungsaustausch viel zur Tinnitusbewältigung beitragen.

Wie immer bei der Gruppenarbeit, wird es durch die Zusammensetzung einer solchen Selbsthilfegruppe darauf ankommen, ob Sie profitieren können. Es soll ja auch menschlich passen. Kontakte zu übergeordneten Selbsthilfegruppen finden Sie im Anhang. Für viele Tinnituspatienten kann schon alleine das Wissen darum, nicht alleine und in einer Gemeinschaft zu sein, große Erleichterung bringen und eine echte Hilfe sein, die Mut macht.

Grenzen der Selbsthilfe

In bestimmten Fällen scheint es trotz intensiver therapeutischer Bemühungen und einer durchaus differenzierten Auseinandersetzung der Betroffenen mit dem Tinnitus zu keinen Fortschritten bei der Tinnitusbewältigung zu kommen. Der Tinnitus dominiert dann weiterhin den Alltag und wird mit allem in Verbindung gebracht, was einem störend und schlecht vorkommt.

Möglicherweise dient der Tinnitus in solchen Fällen, in denen scheinbar gar nichts zu einer Verbesserung verhilft, als Stellvertreter für Konflikte, denen man sich nicht stellen will oder kann. Der Tinnitus bietet also vordergründig eine Scheinlösung, diesen Konflikten auch weiterhin aus dem Weg zu gehen. Der Leidensdruck aufgrund des zugrunde liegenden Problems ist aber noch vorhanden, er verschiebt sich nur auf das Symptom des Tinnitus.

Es klingt nicht charmant, aber der Tinnitus dient in solchen Fällen manchmal als Sündenbock, um die Probleme des eigenen Alltags zu erklären. Und ja, es ist natürlich auch einfacher einen Sündenbock zu haben, als sich selbst aktiv mit der eigenen Situation auseinanderzusetzen. Ich muss es Ihnen so deutlich sagen: In diesen Fällen ist eine Lösung auf der Symptomebene des Tinnitus erst zu erreichen, wenn der ursprüngliche Konflikt beseitigt ist oder zumindest angegangen wird. Bereits weiter vorne im Buch wurden ja verschiedene Funktionen des Tinnitus beschrieben (siehe Kapitel zur kognitiven Verhaltenstherapie, Seite 71).

Ein Tinnitus kann auch eine Funktion im Leben erfüllen.

Es ist möglich, dass Sie auch nach Information und Beherzigung der in diesem Ratgeber vorgeschlagenen therapeutischen Ansätze und Selbsthilfemaßnahmen weiterhin stark unter Ihrem Tinnitus leiden. Dann erscheint es sinnvoll, sich weiterführende professionelle Hilfe zu suchen.

Dazu zählt beispielsweise eine psychotherapeutische Unterstützung (siehe Seite 77) oder auch das therapeutische Vorgehen eines multiprofessionellen Teams, wie es ausgesuchte Rehabilitationseinrichtungen bieten können. Dies gilt insbesondere dann, wenn relevante psychische Erkrankungen wie Depressionen oder Angststörungen eine Rolle bei der Chronifizierung des Tinnitus und der Ausprägung des damit verbundenen Leidensdruckes spielen.

Wenn jemand anderes/ein nicht selbst verschuldetes Ereignis verantwortlich ist oder erscheint ...
Problematisch sind auch Fälle, bei denen ein Tinnitus nach z. B. einem Unfall entstanden ist, und dieser Unfall durch eine andere Person verursacht wurde beziehungsweise Zusammenhänge zur Entstehung des Tinnitus seitens der Betroffenen vermutet werden. Es werden dann unter Umständen Entschädigungsforderungen an den Unfallverursacher erhoben oder an die entsprechenden Unfallversicherungsträger.

Solange keine juristische Entscheidung in dieser Frage getroffen ist, wird es meist schwerlich gelingen, die Wahrnehmung des Tinnitus in den Hintergrund treten zu lassen. Das Leiden am Tinnitus ist ja gleichermaßen die Begründung für die erhobenen Ansprüche. Dadurch können aber Chronifizierungsprozesse und eine längere Leidensgeschichte gefördert werden. Ständig muss der Tinnitus gegenüber verschiedenen Stellen erklärt und bewertet werden. Wie sollen in diesem Fall eine Gewöhnung und ein Herausfiltern möglich sein?

Sollte dann das Ergebnis der Entscheidung über die Entschädigung nicht wie gewünscht ausfallen, können verständlicherweise leicht Verbitterung und wiederum negative Gedanken entstehen, die auch mit dem Tinnitus verknüpft werden. Wenn eine Entschuldigung oder die Anerkennung einer Schuld der verantwortlichen Person ausbleibt, ist dies für Betroffene schwer zu ertragen.

Den Weg zu einer Gewöhnung an Ihren Tinnitus können nur Sie selbst beschreiten.

Gleiches gilt auch für eine fehlende Anerkennung der Verantwortlichkeit eines entsprechenden Versicherungsträgers. Dazu kommen unter Umständen noch enttäuschende Reaktionen des sozialen Umfelds. So können Angehörige, Freunde oder Bekannte vielleicht irgendwann das Thema „Tinnitus“ nicht mehr hören. Die Betroffenen fühlen sich allein gelassen in ihrer Not. Am Ende bleibt aber nur der Weg, sich selbst aus dieser schwierigen Situation zu befreien – und zwar unabhängig von möglichen Schuldfragen.

ANHANG

Wissenschaftliche Literatur (Auswahl)

Biesinger E et al.: Qigong for the treatment of tinnitus: a prospective randomized controlled study. Journal of Psychosomatic Research 2010; 69(3):299-304.

Bundesministerium für Arbeit und Soziales (Herausgeber): Versorgungsmedizin Verordnung (VersMedV). Stand: 1. Januar 2020.

Cima RFF et al.: A multidisciplinary European guideline for tinnitus: diagnostics, assessment, and treatment. HNO 2019; 67(1):10-42.

Delb W et al.: Kombinierte Anwendung von Tinnitus Retraining Therapie (TRT) und Gruppenverhaltenstherapie. HNO 2002; 50: 997-1004.

Deutsche Gesellschaft für Hals-Nasen-Ohren-Heilkunde, Kopf- und Hals-Chirurgie e.V. (DGHNO-KHC): Patientenleitlinie zum chronischen Tinnitus. AWMF-Register-Nr. 017/64. Klasse S3. Stand: August 2021.

Goebel G, Hiller W: Quality management in the therapy of chronic tinnitus. In: Hazell J (Ed.): Proceedings of the sixth international tinnitus seminar Cambridge. Tinnitus and Hyperacusis Center London 1999; 357-363.

Hesse G: Tinnitus, Thieme 2015

Hesse G, Schaaf H: Manual der Hörtherapie, mit Audio-CD, Thieme 2012

Hiller W, Goebel G: Rapid assessment of tinnitus-related psychological distress using the Mini-TQ. International Journal of Audiology 2004; 43(10):600-604.

Mayer G et al.: S3 Leitlinie, nicht erholsamer Schlaf, Schlafstörungen. Somnologie 2009; 13:4-160.

Walther LE et al.: Aktuelle Aspekte zur Ototoxizität. Lokale ototoxische Wirkungen, Diagnostik, Prävention und Therapie. HNO 2015; 63:383-392.

Buchtipps und Adressen

Pema Chödrön: Wie wir unsere Gedanken beruhigen, Die Grundlagen der Meditation, Goldmann 2019

Moshé Feldenkrais: Bewusstheit durch Bewegung, Der aufrechte Gang, Suhrkamp Taschenbuch 1996

Gerhard Göbel, Carl Thora: Ratgeber Tinnitus und Hyperakusis, Informationen für Betroffene und Angehörige, Hogrefe 2018

Thomas H. Loew: Langsamer atmen, besser leben – Eine Anleitung zur Stressbewältigung, Psychosozialverlag 2019

Ulrich Ott: Gesund durch Atmen, Eine Neurowissenschaftler erklärt die Heilkraft der bewussten Yogaatmung, O.W. Barth 2018

Frank Wildman: Feldenkrais – Übungen für jeden Tag, Fischer Taschenbuch 2006

Deutsche Tinnitus-Liga e.V. (DTL)
Am Lohsiepen 18
42369 Wuppertal
Email: dtl@tinnitus-liga.de
www.tinnitus-liga.de

Österreichische Tinnitus-Liga (ÖTL)
Schmerlingstr. 6
6020 A-Innsbruck
Email: info@oetl.at
www.oetl.at

Schweizerische Tinnitus-Liga (STL)
Bombachhalde 28
8049 CH-Zürich
Email: info@tinnitus-liga.ch
www.tinnitus-liga.ch

Deutsche Cochlea Implantat Gesellschaft e.V. (DCIG)
Hauptstr. 43
89250 Senden
Email: info@dcig.de
www.dcig.de

Deutscher Schwerhörigenbund e.V. (DSB)
Sophie-Charlotten-Str. 23a
14059 Berlin
Email: dsb@schwerhoerigen-netz.de
www.schwerhoerigen-netz.de

KIMM e.V. Kontakte und Informationen für Morbus Menière
(bundesweite Selbsthilfeorganisation)
Email: info@kimm-ev.de
www.kimm-ev.de

Rehabilitationskliniken

Es gibt viele Rehabilitationskliniken, die eine Behandlung bei Tinnitus anbieten. Eine gute Übersicht bietet hier der „DTL-Klinik-Wegweiser für die Behandlung von Tinnitus, Hörsturz und Morbus Menière“, welcher von der Deutschen Tinnitus-Liga (siehe oben) herausgegeben wird. In dieser

Broschüre finden sich einige allgemeine nützliche Erläuterungen zur stationären Therapie, der Beantragung bei dem zuständigen Kostenträger. Wichtiger noch: Es gibt zu den jeweiligen Kliniken eine kurze Beschreibung mit Nennung der Therapiekonzepte, der Besonderheiten der Klinik, der genauen Indikationen, d.h. welche Erkrankungen behandelt werden, Informationen zur Kostenübernahme bzw. möglichen Kostenträgern und Erwähnung der Ansprechpartner vor Ort.

Hörbücher und CDs

Dietmar Ohm: Stressfrei durch progressive Relaxation, mit Audio CD, Trias 2017

Martin Woznica (Autor, Produzent), Doppel CDs mit jeweils vier Lektionen:

Feldenkrais – Vermeidung überflüssiger Anstrengung, Vom Liegen zum Sitzen und Stehen, 2009

Feldenkrais – Erkennen und hervorbringen, 2009

Feldenkrais – Bewegtes Selbst, 2010

Feldenkrais – Komplexität und Selbstorganisation, 2011

Feldenkrais – Wie bin ich, wo bin ich?, 2014

Persönliche Auswahl von Musik-Apps

Radio Paradise: Werbe- und kostenfreier DJ Radiostream mit großer Auswahl von genreübergreifenden Stücken, vier verschiedene Radiostreams abrufbar (auch verlustfrei im FLAC und ALAC-Format)

Deezer: Streaminganbieter mit insgesamt 73 Millionen Titeln (Stand August 2021), verlustfreie Formate über kostenpflichtiges Deezer HIFI

Tidal: HIFI im FLAC-Format (1411 kbps), Masterqualität im MQA-Format (2304 bis 9216 kbps)

Idagio: Streamingdienst für klassische Musik, auch für Konzerte

Spotify: Musikstreaming mit großem Titelangebot

Qobuz: Streaming mit der weltweit größten Auswahl im Hires Bereich

Bitte beachten Sie, dass entsprechende Angebote einer starken Dynamik unterliegen und sich entsprechend rasch verändern können.

Register

Bibliografische Information der Deutschen Nationalbibliothek
Die Deutsche Nationalbibliothek verzeichnet diese Publikation in der deutschen Nationalbibliografie; detaillierte bibliografische Daten sind im Internet über http://dnb.ddb.de/ abrufbar.

ISBN 978-3-8426-3079-6 (Print)
ISBN 978-3-8426-3080-2 (PDF)
ISBN 978-3-8426-3081-9 (EPUB)

Abbildungen:
Titelmotiv: Shutterstock / Karina Petruchok
Dr. med Marco Weller: 5, 40, 41,
stock.adobe.com: Axel Kock: 14, 16, 26; Евгений Казанцев: 38; Peakstock: 39; Syda Productions: 48; Andrey Popov: 60; Zsolt Biczó: 67 links; Ihor: 67 rechts; kegfire: 91; contrastwerkstatt: 95; Robert Kneschke: 99; fizkes: 104; pressmaster: 112; Pheelings-Media: 121; SundGo: 126; BGStock72: 134

Originalausgabe

Die Ratgebermarke der Schlütersche Fachmedien GmbH
Hans-Böckler-Allee 7, 30173 Hannover
www.humboldt.de
www.schluetersche.de

Lektorat: Pepe Peschel, pepe die redaktion für gesundheit & medizin, München
Layout: Groothuis, Lohfert, Consorten, Hamburg
Covergestaltung: Zero, München
Satz: Die Feder, Konzeption vor dem Druck GmbH, Wetzlar
Druck und Bindung: Gutenberg Beuys Feindruckerei GmbH, Langenhagen